中医脉学名著名家点评与临证心得丛书

总主编◎李灿东

脉诀指掌病式图说
点评与临证心得

陆小左◎主编

U0118844

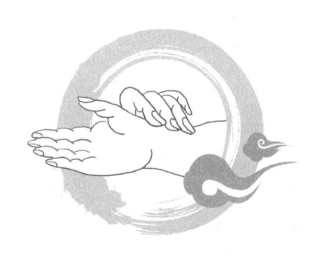

中国健康传媒集团
中国医药科技出版社

内容提要

《脉诀指掌病式图说》，简称《脉诀指掌图说》《脉诀指掌》，又名《丹溪重修脉诀》，传说该书为朱丹溪的著作，但据考证应为金代李杲所撰。该书主要以《内经》所论脉象的三部九候及与五运六气、十二经脉的关系等为理论依据，对各种病脉之异同做了较详细的辨析。前半部分论述了较多运气学说的内容，强调辨脉不仅要识其体状，还应结合推寻六气交变、南政北政、司天在泉。后半部分内容则大量引用陈无择《三因极一病证方论》中的脉论，主张左为人迎，右为气口，以其应与不应来判断内外因；并论脉 26 种，附有 46 幅手图。本书以万历本为底本，内容主要分为古籍原文、点评、临证心得三大部分，以古籍原文为主线，对书中的重点内容做了点评和临证心得，使内容条理清晰，直观实用，可供中医专业院校师生、中医临床医生和广大中医爱好者参考阅读。

图书在版编目（CIP）数据

脉诀指掌病式图说点评与临证心得 / 陆小左主编 . —北京：中国医药科技出版社，2023.12

（中医脉学名著名家点评与临证心得丛书）

ISBN 978-7-5214-4096-6

Ⅰ . ①脉… Ⅱ . ①陆… Ⅲ . ①脉诀—中国—金代 Ⅳ . ① R241.13

中国国家版本馆 CIP 数据核字（2023）第 150885 号

美术编辑　陈君杞
版式设计　也　在

出版　**中国健康传媒集团** | 中国医药科技出版社
地址　北京市海淀区文慧园北路甲 22 号
邮编　100082
电话　发行：010-62227427　邮购：010-62236938
网址　www.cmstp.com
规格　710 × 1000mm $\frac{1}{16}$
印张　6 $\frac{1}{4}$
字数　99 千字
版次　2023 年 12 月第 1 版
印次　2023 年 12 月第 1 次印刷
印刷　北京市密东印刷有限公司
经销　全国各地新华书店
书号　ISBN 978-7-5214-4096-6
定价　**23.00 元**

获取新书信息、投稿、为图书纠错，请扫码联系我们。

编委会

　　脉诊是中医最具特色的诊察方法之一，是古代医家在诊治疾病过程中不断摸索而建立起来的，其理论源于实践，内容源远流长。但脉诊方法摸索、形成的过程，尚无准确的考古学研究成果。

　　关于脉诊的最早记载，可以上溯到两千五百多年前。史传，扁鹊是最早的脉诊名家。早期对脉诊的论述，散见于相关的古籍之中。《黄帝内经》对脉诊的方法、诊脉部位、脉象特征、脉象主病等，都有具体而详细的论述。《难经》在脉诊方面继承并发扬了《黄帝内经》的脉学成就，提倡诊脉独取寸口的理论。汉代张仲景则在临床平脉辨证、脉证并举上多有发挥。西晋王叔和所著的《脉经》是中医学史上现存最早的脉学专著。王叔和基于前人经验对脉诊理论和临床应用进行发掘和系统阐释，对脉诊的发展做出了巨大贡献。唐宋至金元时期，医家对脉诊越发重视，出现了大量的脉诊专著，促进了脉诊的普及、提高。金元四大医学流派的代表人物刘完素、李杲、朱震亨、张从正的学术观点各异，但都重视脉诊的临床运用，都以各自丰富的临床经验，充实并发展了脉证结合的内容。

　　为启迪后学，并将脉诊类古籍发扬光大，我社组织中医诊断学和文献整理专业的专家编写，出版了《中医脉学名著名家点评与临证心得丛书》。本丛书遴选历代名医与脉学相关的名著，旨在以经典理论为纽带，以精深的点评及实用的临证心得为特点，打造一套适合中医专业院校师生、中医临床工作者和广大中医爱好者学习参考的图书。

　　丛书内容主要分为古籍原文、点评、临证心得三大部分。其中，古籍原文部分，是全书内容的主线，并对古籍中出现的冷僻费解或具有特定含义的字词、术语等内容予以注释；点评部分，是抓住书中的主旨精论、蕴含深义、疑惑谬误之处，予以点拨评议，或考证比堪，溯源寻流；临证心得部分，是将原文中相关内容结合临床实际或临床典型案例，对其进行细致解析，并予以归纳、提炼，帮助读者深入体会，以期达到注重临床、讲求实用之目的。全书内容条理清晰、直观实用，旨在帮助读者从读经典入手，吸纳先贤行医经验，深入学习和理解脉学相关知识，在临床上学以致用，提高临证水平。

希望本丛书的出版，能够为诵读脉学医籍经典、切于临床实用、培养中医临床人才贡献一份力量。在此过程中，我们期待广大读者的帮助和指点。

中国医药科技出版社有限公司

2023 年 8 月

前言

《脉诀指掌病式图说》共一卷，简称《脉诀指掌图说》《脉诀指掌》，又名《丹溪重修脉诀》，有传说该书为朱丹溪的著作，但据多位学者考证应为金代李杲所撰。

李东垣又名李杲，字明之，生于金世宗大定二十年（1180），卒于元宪宗元年（1251），终年71岁，是中国金元时期著名医学家。其家世代居住在真定（今河北省正定），因真定汉初称为东垣国，故李杲晚年自号东垣老人。李杲出生于书香门第，自幼崇文好读，20岁时，因母亲被众医杂治而亡，遂发奋学医，拜张元素为师，"尽得其学，益加阐发"，在长期临床实践中积累了丰富的经验，提出"内伤脾胃，百病由生"的观点，是我国医学史上著名的金元四大家之一，也是中医"脾胃学说"的创始人。由于五行当中脾胃属土，因此他的学派也被称作"补土派"。在病因病机方面，他提出饮食不节、劳役所伤、情绪失常均可导致脾胃损伤，从而引发多种病变，波及其他脏腑。他认为脾胃为人体气机升降的枢纽，精气的输布依赖于脾气之升，湿浊的排出依赖于胃气之降。内伤病其根本原因均在于脾胃的升降失常，强调"百病皆由脾胃衰而生也"。在治疗方面，李氏将补脾胃、升清阳、泻阴火、调整升降失常作为其治疗大法。补中益气汤是他创立的名方之一，一直沿用至今。他认为脾胃属土居中，与其他四脏关系密切，不论哪脏受邪或劳损内伤，都会伤及脾胃。同时，各脏器的疾病也都可以通过脾胃来调和濡养、协调解决。广为人知的《脾胃论》《内外伤辨惑论》《用药法象》《医学发明》《兰室秘藏》《活法机要》等都是他的主要学术著作。

一、内容介绍

本书为脉学专著，遵循《内经》中有关三部九候、五运六气、十二经脉等的论述作为理论基础，分30余论阐述脉象的三部九候、脉证诊法、辨析男女各种病脉之异同等，并附以大量图例进行说明。其中前半部分围绕脉学原理、诊脉的要求、三部九候、男女脉象的不同进行了阐释，并论述了颇多运气学说的内容，如"推寻六气交变、南政北政、司天在泉，少阴之脉，应与不应"等。强调辨脉不仅要识其脉象体状，还要结合天文地理来推寻六气交变、南政北政、司天在泉等内容。后半部分内容则注重临床实践，大量引用陈无择《三因极一病证方论》中的脉论，主张以人迎气口论配合脉象显现部位来判断疾病的内外因；并对浮、沉、迟、数、虚、实、缓、紧、洪、细、滑、涩、弦、弱、结、促、芤、微、动、伏、长、短、濡、革、散、代等26种脉象作了探讨。论述了六经的脉图与过宫脉图，五脏脉象的浮沉迟数以及暴病的相关脉象表现，并附有46幅手图。

二、版本情况

（一）古籍版本

据考证，本书最早见于1529年，是明代章拯抄自林诚所藏，现称之为"明抄本"。书后跋曰："井庵老叔亦出示《丹溪指掌病式图说》……马参戎因请刻之郧阳以传。迨予奉命督工、再至安陆，则闻郧阳板已不存。"由此可知，在明抄本之前应有一个郧阳刻本，惜其版当时已不存，且因"原刻序置字画尚多舛讹，问语都闻袁君继勋，慨然请重梓之"，故章拯抄录校正后准备重新刊刻出版。但刻本是否已出，仍需考证。目前可见本书最早刻印版本为明代版本，即明万历二十九年的万历本。此外，尚有明抄本、清二酉堂刻本、清宏德堂刻本文奎堂藏板、清光绪二十六年庚子（1900）王先谦校刊本、清抄本和1934年上海千顷堂书局石印本等多种版本存世。

《中国中医古籍总目》记载了现存的《脉诀指掌病式图说》的版本及

收藏情况。

1. 单刊本

（1）明万历二十九年辛丑（1601）新安吴勉学校刻本，藏于中国中医科学院图书馆、中国医科大学图书馆。

（2）明刻本（附脉诀）与明抄本，现藏于国家图书馆（上海图书馆藏有明刻本的残卷）。

（3）清二酉堂刻本，藏于甘肃中医药大学图书馆、天津医学高等专科学校图书馆等。

（4）清宏德堂刻本文奎堂藏板，藏于浙江省中医药研究院。

（5）清刻本，藏于陕西省中医药研究院图书馆、中国科学院上海生命科学信息中心生命科学图书馆。

（6）清抄本，藏于中国中医科学院图书馆。

（7）1934年上海千顷堂书局石印本等。

2. 见于《丹溪心法附余》（吴中珩辑）

（1）明万历二十九年辛丑（1601）新安吴勉学校步月楼刻本映旭斋藏板，藏于国家图书馆、中国中医科学院图书馆等。

（2）明刻本，藏于大连市图书馆。

（3）清乾隆世德堂刻本，藏于内蒙古中蒙医研究所图书馆。

（4）清宏德堂刻本远安堂藏板，藏于广州中医药大学图书馆。

（5）清文奎堂刻本，藏于中国中医科学院图书馆、天津医学高等专科学校图书馆等。

（6）清二酉堂刻本，藏于首都图书馆、中国中医科学院图书馆、北京中医药大学图书馆、天津医学高等专科学校图书馆等。

（7）清尚德堂刻本，藏于中国中医科学院图书馆、北京中医药大学图书馆、天津医学高等专科学校图书馆、天津中医药大学图书馆等。

（8）清慎修堂藏板，藏于中国中医科学院图书馆、故宫博物院图书馆等。

（9）清两仪堂刻本，藏于广东省立中山图书馆。

（10）清刻本，藏于国家图书馆、长春中医药大学图书馆、上海辞书出版社图书馆。

（11）上海江东书局石印本（1925），藏于辽宁中医药大学图书馆。

（12）福建多文堂刻本，藏于北京中医药大学图书馆。

3. 见于《古今医统正脉全书》

（1）明万历二十九年辛丑（1601）新安吴勉学校步月楼刻本映旭斋藏板，藏于国家图书馆、中国科学院国家科学图书馆、中国医学科学院图书馆等。

（2）清初金陵蕴古堂刻本，藏于北京大学图书馆。

（3）清光绪十八年壬辰（1892）浙江书局刻本，藏于天津市医学科学技术信息研究所、天津中医药大学图书馆等。

（4）清江阴朱文震校刻本，藏于故宫博物院图书馆、天津中医药大学图书馆等。

（5）清江阴朱文震校刻本光绪三十三年京师医局修补印本，藏于国家图书馆、中国医学科学院图书馆、首都图书馆、中国中医科学院图书馆等。

（6）清江阴朱文震校刻本1923年北京中医学社修补印本，藏于国家图书馆、中国中医科学院图书馆等。

4. 见于《丹溪全书十种》

清光绪二十六年庚子（1900）刻本，藏于上海中医药大学图书馆、广州中医药大学图书馆。

（二）学界对《脉诀指掌病式图说》的校注

通过检索超星读秀、百度、图书馆藏信息，截至目前，关于《脉诀指掌病式图说》的校注，有以下版本。

（1）沈劼校注《中国古医籍整理丛书·脉诀指掌病式图说》，中国中医药出版社2016年11月出版。

（2）谢雪姣校注《中医古籍珍本集成（续）诊断卷：脉诀指掌病式图说 脉学辑要》，湖南科学技术出版社2014年2月出版。

（三）未校注版本及其收藏处

（1）朱震亨（元）撰.脉诀指掌病式图说［M］.上海：上海科学技术出版社，2000.（只见部分原文，未见校注）藏于中国中医科学院图书馆。

（2）朱震亨（元）撰.新刻校定脉诀指掌病式图说［M］.上海：上海

古籍出版社，1996.藏于广东省立中山图书馆。

（3）朱震亨彦修父著，戴元礼校补.丹溪先生脉诀指掌病式图说 金匮钩玄 卷 1［M］.藏于暨南大学图书馆。

（4）朱震亨著；张璧撰.脉诀指掌病式图说 云岐子七表八里九道脉诀论并治法［M］.北京：中华书局，1991.藏于天津大学图书馆、清华大学图书馆等。

三、学术思想及特点

本书承上启下，是脉学研究的重要文献，既发挥了歌诀朗朗上口、易学易记的优势，又以图解脉，形象直观，引人入门，是学习脉诊的重要著作。

（一）强调脉诊方法与部位，利于后人学习运用脉诊

书中提出："三部者，从鱼际至高骨一寸，名曰寸口。自寸至尺名尺泽，故曰尺中，寸后尺前名曰关。阳出阴入，以关为界。又云，阴得尺内一寸，阳得寸内九分，从寸口入六分为关分，从关分又入六分为尺分，故三部共得一寸九分。"遵《难经》所述，对寸、关、尺的部位予以明确。同时提出："凡欲诊脉，先调自气，压取病人息，以候其迟数，过与不及，所谓以我医彼，智与神会，则莫之敢违。"倡导以常辨异的脉诊方法。

（二）发挥了《内经》的脉学思想，明确了三部候脉的重要性

依据《素问·脉要精微论》中"尺内两旁则季胁也，尺外以候肾，尺里以候腹中。附上左外以候肝，内以候膈，右外以候胃，内以候脾。上附上，右外以候肺，内以候胸中，左外以候心，内以候膻中。前以候前，后以候后。上竟上者，胸喉中事也。下竟下者，少腹腰股膝胫足中事也"的有关论述，提出："左寸外以候心，内以候膻中。右寸外以候肺，内以候胸中。左关外以候肝，内以候膈中。右关内以候脾，外以候胃脘。左尺外以候肾，内以候腹中。右尺外以候心主，内以候腰"。与目前临床所讲的脉象寸关尺与脏腑相对应的学说大体一致。同时，强调了三部候脉的重要性。对九候浮中沉则提出皮毛、血脉、筋骨三层次的要求。此外，认为

"前布六经，乃候淫邪入自经络而及于脏腑。后说五脏，乃候七情内郁，自脏腑出而应于经""外因虽自经络而入，必及于脏腑，须识五脏六腑所在。内因郁满于中，亦必外应于经，亦须循经说证，不可偏局执见"，强调了三部候脉须有内外之辨，不可偏执。

（三）运用运气学说，引入南政北政，司天在泉，启发思考

该书前半部分较多为运气学说的内容，如"推寻六气交变、南政北政、司天在泉。少阴之脉，应与不应"等，颇具特色，把风火暑湿燥寒与所主时令结合起来，以阴阳论述其脉象变化，将人与自然紧密结合起来。论脉法配天地中谈到天不足西北，地不满东南，因而同一个人的左右手脉象也有差别。以天文气候来说，西北地区气候相当于立秋至大寒的十二节气，即秋冬寒凉二季；东南地区气候相当于立春至大暑的十二节气，即春夏温热两季。以地理而论，西北地势高而多山，高者多寒，寒气下行；东南地势低而多水，低者多热，热气上行。以天地阴阳不平衡的现象解释人体左右不平衡的生理差异，体现了人与自然统一的整体观，人类依赖自然界的阳光、空气、水、温度而生存，自然环境直接或间接地影响人体生命活动，自然的各种变化必然会对人体的生理、病理产生直接或间接的影响，所以在脉象方面也必然会有所体现。

（四）释义了《难经》关格脉，并有所发挥

关格脉，是一种阴阳不相维系的脉象，包括脉象的频率、节律、充盈度、通畅的情况、动势的和缓、波动的幅度等改变。《难经·三难》曰："脉有太过，有不及。有阴阳相乘，有覆有溢，有关有格，何谓也？然：关之前者，阳之动也，脉当见九分而浮。过者，法太过；减者，法曰不及。遂上鱼为溢，为外关内格，此阴乘之脉也。关之后者，阴之动也，脉当见一寸而沉。过者，法曰太过；减者，法曰不及。遂入尺为覆，为内关外格，此阳乘之脉也。故曰覆溢，是其真脏之脉，人不病而死也。"《脉诀指掌病式图说》专设"阴阳相乘，覆溢关格图说"一篇对此进行了比较详尽的讨论，提出"阴气太盛，则阳气不得相营也。以阳气不得营于阴，阴遂上出而溢于之分，为外关内格也。外关内格，谓阳外闭而不下，阴从内出而格拒其阳，此阴乘阳位之脉也""阳气太盛，则阴气不得相营也。以

阴气不得营于阳，阳遂下陷而覆于尺之分，为内关外格。内关外格，谓阴内闭而不上，阳从外入以格拒其阴，此阳乘阴位之脉也……覆者如物之覆，由上而倾于下也。溢者如水之溢，由下而逆于上也。是其真脏之脉，人不病而死也"。这是对《难经》中关格脉的具体解释，也发展了相关的脉学理论。

（五）以《脉经》为据，从寸口脉的人迎气口辨内损外伤

后世医家对人迎寸口脉的诊脉位置有两种认知。一种观点认为，人迎脉脉诊位置应该位于颈部结喉旁的动脉处，寸口即现今的寸口脉；另一种观点源自《脉经》，以左手关前一分为人迎脉的诊脉位置，右手关前一分为寸口脉的诊脉位置，由于该脉法诊脉位置的不确定，导致历代医家对人迎脉诊脉位置各抒己见，使该脉法应用混乱。《脉诀指掌病式图说》以《脉经》为据，以左手关前一分为人迎脉的诊脉位置，右手关前一分为寸口脉的诊脉位置，提出辨"六淫外伤六经受病"和"五脏内伤七情"可从人迎、气口着手，并以此为辨脉形名状的纲领。李氏说："左关前一分为人迎，以候六淫外伤，为外所因""以候天之寒暑燥湿风热中伤于人，其邪自经络而入，以迎纳之，故曰人迎"，认为伤风则人迎脉浮盛，伤寒则紧盛，伤暑则虚弱，伤湿则沉细，伤热则虚数，这些均可从脉象表现测知外感六淫邪气。书中又说"右关前一分为气口，以候七情内郁，为内所因"，七情为内伤之邪，在脉象上亦有体现，脉散则喜，脉激则怒，脉涩则忧，脉结则思，脉紧则悲，脉沉则恐，脉动则惊，虽然以今人的视角看来不算精准与完备，但给人以启示。同时强调诊时要看脉象表现的部位，可测知是何脏何经受病，在治疗上当用温顺之法以平之。此外，以《内经》"五脏皆禀气于胃"为理论依据，指出："脏气郁发，与胃气兼并，过与不及，乘克传变，必见于脉者，以食气入胃，淫精于脉。脉皆自胃气出，故候于气口""胃者五脏之本，脏气不能自致于手太阴，必因胃气而至"，提出脉皆自胃气出，即胃气在脉诊中具有重要意义的学术思想。

（六）以指掌示意，形象直观

该书论述十分精炼，简便实用，有针对性地附有46张指掌图，图文并茂，形象直观，便于理解。如"九候浮中沉"中作者用3条直线表示

寸、关、尺，三部以直线的位置来衡量脉象的浮、中、沉，再在指掌图旁附加文字，说明直白易懂，这种图的形式易读易记，便于区分辨认。

四、校注说明

本次校注以明万历二十九年辛丑（1601）新安吴勉学校刻本为底本，另以《古今医统正脉全书》的若干版本为对校本，以《内经》《难经》《三因极一病证方论》为他校本。

（1）根据统一要求，全书使用规范简化字。采用现代标点方法对原书进行标点。

（2）可确认的文字谬误，据校本、他校资料或文义改并出注。字误属一般笔画之误，径予改正，不出校记。因文字不同而有不同释义，保留原文，酌情出校。

（3）对原文中费解的疑难字词加注释。不常见或较为生僻的病证名出注说明。注音用汉语拼音法注音。一般不出书证，亦不作详细考证。

（4）对通假字作注，一般用"通某"字样。异体字、古字、俗写字改为规范简化字，不出校注。

（5）对文中插图，本着尊重原书的原则，不新加图题。图中文字部分改为规范简化字。

（6）原文中的图表，一般依其原有格式编排。若原有格式按现有通行印刷版式无法编排，在不改变文字的基础上，更改图示、表格排列方式以利于排版，或直接改用文字表述，不再出校注。

（7）按现代排版方式，将原文中表示图表顺序的方位词，如"左"改为"下"，"右"改为"上"，原所注阅读方位词如"横看"等一律删除，不再出校注。

（8）按现行规范对文字进行了梳理，如辨证的辨在原书中有的部分写作"辨"，有的部分写成"辩"，现统一改为"辨"，不再出校注。

编者
2023 年 8 月

目 录

题丹溪重修脉诀

　　庄子曰：生非吾有也，乃天地之委和，性非吾有也，乃天地之委顺。黄帝曰：人之生也，悬命于天，受气于地，气以成形，理亦赋焉。刘子①曰：民受天地之中以生，故肖天地之形。天之阳在南，而阴在北，故清阳之，七窍皆见于面，浊阴之二窍皆出于下；地之阳在北，而阴在南，故三阳之脉，皆聚于背，三阴之脉聚于胸腹。况乎脉者，天地之元性，男子之寸脉盛而尺脉弱者，肖乎天也；女子之尺脉盛而寸脉弱者，肖乎地也。秦越人乃以男子生于寅，女子生于申，三阳从天生，三阴从地长，谬之甚矣。遂令百犬吠声流至于今，千有余年，莫有能正其谬者。独先生以神明之资，洞烛物理，乃推本律法，混合天人，而著论辟之，使千载之误一旦昭明，岂不韪②哉？

　　　　　　　　　　　　　　　　岁在戊申门生龙丘叶英题

点 评

　　序文为朱丹溪的学生叶英所攥写。其中援引庄子与刘康公的有关论述，对《灵枢·邪客》所说的"人与天地相应也"做了发挥，提出有关人体肖天地之形，三阳脉皆聚于背，三阴之脉聚于胸腹，男子之寸脉盛而尺脉弱者，女子之尺脉盛而寸脉弱等观点，批判了扁鹊的相关论述，同时对本书的论述大加称赞。其观点有可取之处，但应结合临床，谨慎应用。

---

　　① 刘子：即刘康公（？—前544年），姬姓，刘氏，名季子，春秋时期刘国开国君主。刘康公的这段话出自《左传》，时为成13年。

　　② 韪：意为是、对。

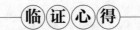

临证心得

　　脉象是对人生理病理状态的客观反映，同时受自然界气候变化和社会因素变化的影响。中医素有"春弦夏洪秋毛冬石"之说，形象地阐述了四季不同的脉象变化。人的性别、年龄不同，也存在体质的差异，脉象自然随之而异。一般来说，女性的脉势较男性的脉势弱，且至数稍快，脉形也较细小，部分女性尺脉较弱。序言中"男子之寸脉盛而尺脉弱，女子之尺脉盛而寸脉弱"的观点与临床所见不尽相符，仅供参考。

论脉法配天地

昔轩辕黄帝之体天治民也，使伶伦①截嶰谷②之竹作黄钟律管，以候天之节气，以观其太过、不及，修德以禳之命。岐伯取气口作脉法，以候人之动气，以察其太过、不及，设九针药石，以调之。故黄钟之数九分，气口之数亦九分。律法曰：天地之数，始于一，终于十，其一三五七九为阳，九者阳之成数也，其二四六八十为阴，十者阴之成数也。黄钟者阳声之始也，阳气之动也，故其数皆九。分寸之数，具于声气之元，不可得而见，及断竹为管吹之而声和，候之而气应，然后寸之数，始形焉。此阳唱而阴和，男行而女随。邵子③曰：阴者阳之影，故脉之动也，阳得九分而盛，阴得一寸而弱，其吻合于黄钟者。以民受天地之中以生，故肖天地之形，且天地之道，阳健而阴顺，阳强而阴弱，阳明而阴晦。天不足西北，故西北倾而东南昂，人肖之，左耳目明于右耳目，在上者，法乎天；地不满东南，故东南陷下而西北坱起，人肖之，右手足强于左手足，在下者，法乎地。天之阳在南，而阴在北，故男子寸脉盛而尺脉弱；地之阳在北，而阴在南，故女子尺脉盛而寸脉弱。肖天地之阴阳也，声音律吕④无不然者。黄钟者，气之先兆，故能测天地之节候。气口者，脉之要会，故能知人命之死生，实为医学之先。维流注一身而变化万端，皆欲取之三部九候之中，其难也可知矣。世之俗医诵高阳生⑤之妄作，欲以治病求十全之效，其不杀人几希矣？凡我同志宜精，宜明，然以习俗既久，姑从旧，以寸、关、尺分三部，详列手图于后。

---

① 伶伦：古时黄帝的乐官。

② 嶰（xiè 谢）谷：昆仑山北谷的别称。

③ 邵子：即邵雍（1011~1077），北宋哲学家、易学家，著有《观物篇》《先天图》等。

④ 律吕：古代校正乐律的器具，由竹管或金属管制作。

⑤ 高阳生：五代时人，著有《脉诀歌括》。

回 点 评

　　本书用乐器发音的原理结合阴阳变化解释脉象的寸、关、尺分部，说明寸、关、尺对应的不同脏腑，有独到之处。以人之左右手寸、关、尺六部分候五脏六腑之法，是现今临床上应用最广的方法。寸口脉分候脏腑的原理，可用乐器加以比拟说明。吹笛子时，笛管长度的不同，启闭不同的笛孔，使吹入的气流在管中产生不同类型的驻波，从而发出不同的声调。这与切寸口脉的原理颇为类似。

临证心得

　　古人还曾用弓弩之发、水之下岸等比喻寸口诊脉的原理。如《灵枢·动输》说："气之过于寸口也……卒然如弓弩之发，如水之下岸，上于鱼以反衰，其余气衰散以逆上，故其行微。"用流体动力学的观点分析，气血的流动必然受到人体内在各脏器功能状态的影响，当气血流过寸口这一特定部位时，必然会发生与之对应的变化。所以，寸口局部的脉象是能够反映人整体生理病理信息的。当然，由于脉象信息的复杂性，即使在科学技术高度发达的今天，也未能完全获取、识别出寸口脉象所反映的客观资料和全部信息，进而提出有充分说服力的脉象信息理论，构建与之对应的脉象信息技术，这是脉象学研究的重要领域。另外，寸口诊法的脏腑相应定位，在临床实践中已积累了丰富的经验，但其中仍有一些理论和技术问题有待进一步深入研究。

男女手脉之图

　　男子寸脉恒盛，尺脉恒弱，阳在寸，阴在尺也。
　　女子尺脉恒盛，寸脉恒弱，阳在尺，阴在寸也。

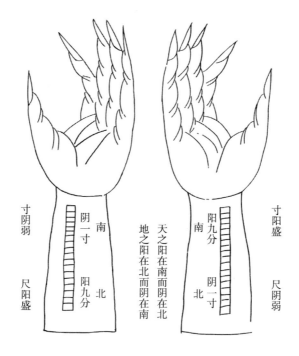

寸阴弱　　　阴一寸　南　　　　天之阳在南而阴在北　　　阳九分　南　　　寸阳盛

尺阳盛　　　阳九分　北　　　　地之阳在北而阴在南　　　阴一寸　北　　　尺阴弱

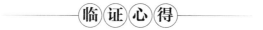

点 评

　　本书以寸尺分阴阳，认为男子寸脉恒盛，尺脉恒弱；女子尺脉恒盛，寸脉恒弱，虽以阴阳学说为据，但有不妥之处。

临证心得

　　寸尺强弱不仅与男女有关，更受人体内外环境的影响。现今对男女脉差异的认识，往往并不单纯以寸尺作为判定标准。临床中观察到，男女脉的不同主要反映在脉势、脉率和脉形上，女子脉与男子脉相较，多较弱、较快、较细。

三部九候图说

三部者，从鱼际至高骨一寸，名曰寸口。自寸至尺名尺泽，故曰尺中，寸后尺前名曰关。阳出阴入，以关为界。又云，阴得尺内一寸，阳得寸内九分，从寸口入六分为关分，从关分又入六分为尺分，故三部共得一寸九分。

点 评

寸关尺分候学说源于《黄帝内经》。但其中没有关于寸关尺的名称和定位，只对于气口切脉以及所候脏腑有所记载。《难经》首先解决了寸口脉的长度问题，并提出了寸、关、尺的概念。《难经·二难》提出："从关至尺是尺内……从关至鱼际是寸内……阴得尺内一寸，阳得寸内九分，尺寸终始一寸九分。"《三难》曰："关之前者，阳之动，脉当见九分而浮……关之后者，阴之动，脉当见一寸而沉。"由此可知，寸口脉共长一寸九分，其中前九分为寸，乃阳之动；后一寸为尺，乃阴之动。这样看起来，关部好像只是尺寸之间的一个界限，并无长度。但在《十八难》又指出："脉有三部九候……三部者，寸、关、尺也。"再通过寸以候上部、关以候中部、尺以候下部的记载来看，在《难经》中，实际上关部也像尺寸一样，是有其实际位置的。在《伤寒论·平脉篇》中，也明确提出"脉有三部，尺寸及关"，并对寸关尺的运用做了较为详细的记载。到了东汉时，寸关尺的分部问题已经得以解决。对这一问题记载最详的是王叔和的《脉经》，此书卷一"分别三关境界脉候所主第三"中云："从鱼际至高骨，却行一寸，其中名曰寸口，从寸至尺，名曰尺泽，故曰尺寸。寸后尺前名曰关，阳出阴入，以关为界。阳出三分，阴入三分。"这就说明，掌后高骨，为尺寸之界，亦即关部。关部占尺内三分，寸内三分，共计六分。即寸口脉共长一寸九分，以掌后高骨为界，前九分为寸

（实际上是六分），后一寸为尺（实际上是七分），关部占寸内三分，尺内三分，共为六分。

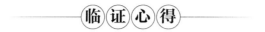

临证心得

寸口分候遵循的主要是《内经》中"上竟上，下竟下"的原则，现在临床上常用的寸口分候脏腑是，左寸候心，右寸候肺，并统括胸以上及头部的疾病；左关候肝胆，右关候脾胃，并统括膈以下至脐以上部位的疾病；两尺候肾，并包括脐以下至足部的疾病。

对寸关尺三部脉象是否有差异，历代医家的认识也有所不同。比如《难经·三难》说："关之前者，阳之动也，脉当见九分而浮""关之后者，阴之动也，脉当见一寸而沉"。而《脉经》说："脉三部大都欲等"，浮则俱浮，数则俱数，故寸口分候不必人人详分。所以清代周学霆提出"分而不分，不分而分"。在临床上，往往是采用总按和单按的诊脉方法，将获知的总体脉象和单独一部的脉象信息结合起来进行分析。当某部脉出现明显独异时，如独大、独小、独盛、独弱等，提示其所候脏器发生病变之可能，如左关弦、右关弱，常示肝气犯脾，或肝郁脾虚；肺热盛者，可见右寸脉大；肝阳上亢、上实下虚者，有的出现关弦尺弱、寸大于尺等脉象，诊脉时应加以注意。

有的学者提出"左寸浮主心悸，右寸浮主外感"验之临床，颇有价值，这也是依据脉诊的独异理论体会出的临床脉诊经验。

九候浮中沉

一部分三候，三三为九候。

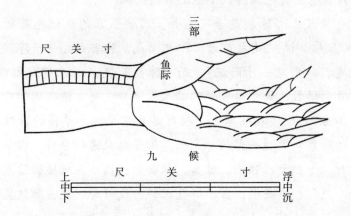

上候浮：初下指与皮毛相得者，为肺之部。

中候中：轻按之与血脉相得者，为胃之部。

下候沉：重按之与筋骨相得者，为肾之部。

🔲 点 评

本节之说，出自《素问·三部九候论》。候脉时，以指测寸、关、尺三处脉搏，每处均可分为浮、中、沉三种脉象，谓之三候。《素问·三部九候论》曰："人有三部，部有三候，以决死生，以处百病，以调虚实，而除邪疾。"王冰注："三部之内，经隧由之，故察候存亡，悉因於是。"晋代杨泉《物理论》指出："名医达脉者，求之于寸口三候之间，则得之矣。"按《脉经》有关论述："经言，所谓三部者，寸、关、尺也；九候者，每部中有天、地、人也。上部主候从胸以上至头，中部主候从膈以下至气街，下部主候从气街以下至足。……所以别三部九候，知病之所起。审而明之，针灸亦然也。故先候脉寸中（寸中一作寸中于九）。浮在皮肤，沉细在里。……三部者，寸、关、尺也。尺脉为阴，阴脉常沉而迟；寸、关为阳，阳脉俱浮而速。"

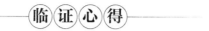

临证心得

对于浮、中、沉取脉力度（亦称举、按、寻），古代医家多遵循《难经》方法，以不同数量的"菽"的轻重来表述。但实际菽的大小重量不统一且现在无从考量，临床实际诊脉时，大多依靠主观感觉来判断。在中医脉诊标准化的相关研究中，对"举、寻、按"压力的设定，有研究者通过描记正常人寸口关部脉搏图，呈现最佳脉图时外加压力（以压强值表示）的正常值范围等参数为依据，设定"举、寻、按"压力的客观标准，可供参考。

学诊例

凡欲诊脉，先调自气，压取病人息，以候其迟数，过与不及，所谓以我医彼，智与神会，则莫之敢违。

凡诊脉，须先识脉息两字，脉者神也，息者气也，脉不自动为气使然，所谓长则气治，短则气病也。

凡诊脉，须识人迎、气口，以辨内外因，其不与人迎、气口相应，为不内外因，所谓关前一分，人命之主。

凡诊脉，须先识五脏六经本脉，然后方识病脉，岁主脏害，气候逆传，阴阳有时，与脉为期，此之谓也。

凡诊脉，须认取二十四字名状，与关前一分相符，推说证状，与病者相应，使无差忒，庶可依原治疗。

🔲 点 评

这里介绍了诊脉的方法，提出平息、识脉息、辨人迎、气口，以及学诊脉应先识常脉，在此基础上辨识病脉，背脉名、表现、主病等要求。与现代脉诊方法基本一致，此处人迎概念与《内经》中人迎不同，指的是左手关前一分的部位，须予注意。

临证心得

诊脉时首先要平息，医生在诊脉时注意调匀呼吸，清心宁神，可以自己的呼吸计算患者的脉搏至数。平息也有利于医生思想集中，可以仔细地辨别脉象，以我医彼，智与神会。其次提出要识脉息，通过诊人迎、气口以辨内外因，注意分辨常脉与病脉。要先认识正常脉象，然后才能把握病脉，注意脉象与气候变化的关系。要先背诵脉名，并把握其表现及临床意义，并与患者症状相参，辨证无误后才可以进行治疗。

手式寸尺内外图说

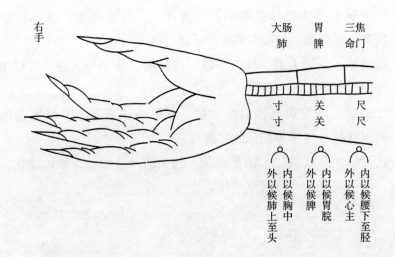

左心小肠肝胆肾
右肺大肠脾胃命
心与小肠居左寸
肝胆同归左关定
肾脉元在左尺中

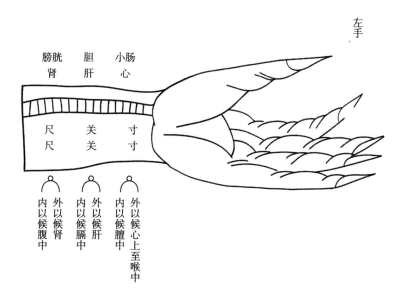

却与膀胱腑相应
肺与大肠居右寸
脾胃脉从右关认
心包右尺配三焦
此是医家真要领

上五脏所属寸尺部位

左寸外以候心，内以候膻中。右寸外以候肺，内以候胸中。

左关外以候肝，内以候膈中。右关内以候脾，外以候胃脘。

左尺外以候肾，内以候腹中。右尺外以候心主，内以候腰。

释曰：五脏六腑，十二经络，候之无踰①三部。要之前布六经，乃候淫邪入自经络而及于脏腑，后说五脏乃候七情内郁，自脏腑出而应于经，内外之辨，颖然明白，学诊之士，当自此始。外因虽自经络而入，必及于脏腑，须识五脏六腑所在。内因郁满于中，亦必外应于经，亦须循经说证，不可偏局执见。故经云，上竟上，胸喉中事也，下竟下，腰足中事也，不可不通。

点 评

这里主要讨论寸关尺与脏腑的关系，寸关尺分候学说导源于《黄帝内经》。虽然《内经》中没有关于寸关尺的名称和定位，但它对于气口切脉以及所候脏腑已有所记载。《素问·脉要精微论》云："尺内两旁则季胁也。尺外以候肾，尺里以候腹；中附上，左外以候肝，内以候膈，右外以候胃，内以候脾；上附上，右外以候肺，内以候胸中，左外以候心，内以候膻中。前以候前，后以候后。上竟上者，胸喉中事也，下竟下者，少腹腰股膝胫足中事也……推而外之，内而不外，有心腹积也。推而内之，外而不内，身有热也。"这段话已经包含了寸口分候脏腑的意思，且在脉学上具有划时代的意义。至《难经》，首先解决了寸口脉的长度问题，并提出了寸关尺的概念。到了东汉时，王叔和的《脉经》详细地论述了寸关尺的分部和长度。虽然历代医家对于寸口的分候认识有差异，但在五脏的所候位置上基本相同，主要是大小肠和三焦的位置不同。

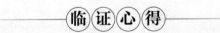

中医学认为，右手偏旺于气，肺主气，胸中为肺的宫城，故以右寸配肺与胸中；左手偏旺于血，心主血，膻中（心包络）为心的外围，故以左寸候心与膻中；脾居中州，体虽偏左而气行于右，脾胃互为表里，故以右关配脾胃；肝主藏血，其体虽在右而气化作用实行于左，肝与胆互为

---

① 踰（yú 逾）：意为越过、超过。

表里，故以左关配肝胆；肾在腰之两旁，位居低下，故候于两尺；小腹属下，为大小肠、膀胱所居之处，而膀胱、小肠从阴配于左尺，大肠从阳配于右尺。诚如李时珍所云："两手六部皆肺经之脉，特取此以候五脏六腑之气耳，非为五脏六腑所居之处也。"说明寸口脉所候，为五脏六腑之气，而非其体。

阴阳相乘覆溢关格图说

《难经》曰：脉有太过有不及，有阴阳相乘，有覆有溢，有关有格，何谓也？丹溪先生曰：阴乘阳则恶寒，阳乘阴则发热。

关之前者，阳之动也，脉当见九分而浮，过者法曰太过，减者法曰不及，太过、不及者病。遂上逆寸为溢，为外关内格，此阴乘阳之脉也。经曰：阴气太盛，则阳气不得相营也。以阳气不得营于阴，阴遂上出而溢于阳之分，为外关内格也。外关内格，谓阳外闭而不下，阴从内出而格拒其阳，此阴乘阳位之脉也。

关以后者，阴之动也，脉当见一寸而沉，过者法曰太过，减者法曰不及，太过不及者病。遂下入尺为覆，为内关外格，此阳乘阴之脉也。经曰：阳气太盛，则阴气不得相营也。以阴气不得营于阳，阳遂下陷而覆于尺之分，为内关外格。内关外格，谓阴内闭而不上，阳从外入以格拒其阴，此阳乘阴位之脉也。故曰覆溢，而覆者如物之覆，由上而倾于下也。溢者如水之溢，由下而逆于上也。是其真脏之脉，人不病而死也。

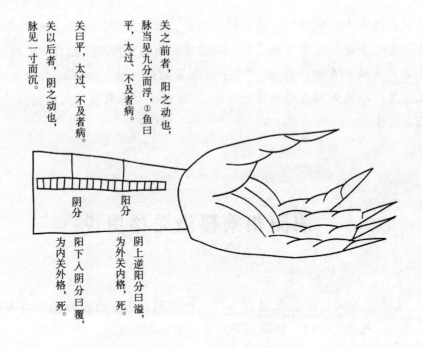

关之前者,阳之动也,
脉当见九分而浮,①鱼曰
平,太过、不及者病

关曰平,太过、不及者病。

关以后者,阴之动也,
脉见一寸而沉。

阴分

阳分

阴上逆阳分曰溢,
为外关内格,死。

阳下入阴分曰覆,
为内关外格,死。

🔲 点 评

　　本节讨论关格问题。"关格"一词,最早见于《内经》,并非病名。《素问·六节脏象论》:"故人迎一盛病在少阳,二盛病在太阳,三盛病在阳明,四盛以上为格阳;寸口一盛病在厥阴,二盛病在少阴,三盛病在太阴,四盛以上为关阴。人迎与寸口俱盛四倍以上为关格。"《灵枢·脉度》:"阴气太盛则阳气不能荣也,故曰关;阳气太盛则阴气弗能荣也,故曰格。阴阳俱盛,不得相荣,故曰关格"。汉代张仲景的《伤寒论》正式将关格作为病名提出,认为"关则不得小便,格则吐逆"。

　　清代对本病的认识逐步成熟,李用粹的《证治汇补·癃闭》中提到:"既关且格,必小便不通,旦夕之间,陡增呕恶,此因浊邪壅塞三焦,正气不得升降……阴阳闭绝,一日即死,最为危候。"本节以脉象诊关格,是关格学说的一个方面。有人提出以关前一分的脉象与关部相比,有一盛、二盛、三盛、四盛之分,可供参考。

---

　　① 鱼:此处为"余"之变体。

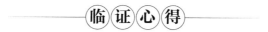

《内经》以人迎、寸口脉象定关格，这里以关前、关后辨关格，有其特色，在临床有一定参考意义。

论分按人迎、气口左右图说

《脉赞》曰：关前一分，人命之主。左为人迎，右为气口，神门决断，两在关后。故曰：人迎紧盛则伤于寒，气口紧盛则伤于食。此人迎、气口所以为内伤外感之辨。学医之士岂可不深察而究明之也？

◎ 点 评

这里阐释关前一分以左右定人迎、气口，并提出人迎、气口可以为内伤外感之辨。紧脉指脉来绷急弹指，状如牵绳转索的脉象。紧脉多见于实寒证，疼痛和食积等。寒为阴邪，主收引凝泣，困遏阳气。寒邪侵袭机体，则脉管收缩紧束而拘急，正气未衰，正邪相争剧烈，气血向外冲击有力，则脉来绷急而搏指，状如切绳，故主实寒证。食积致阻滞不通引致腹痛亦可见紧脉。

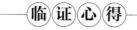

"关前一分，人命之主，左为人迎，右为气口"的说法，见于王叔和的《脉经》卷一《两手六部所主五脏六腑阴阳逆顺第七》。关于人迎、气口的定位为关前一分，后世医家孙思邈、陈无择等也认同他的观点，临床上很多医生以此为依据，说明也有其理论和临床的意义。东方为木，在脏为肝，其气主生，属阳；西方为金，在脏为肺，其气主降，属阴。东方对应人体之左，西方对应人体之右，可从气机升降角度以及左为阳、右为阴的阴阳思想来看脉诊意义。关于关前一分的具体位置，在《脉经》中并未阐述，有人认为关前一分指寸部，脉学专著《三指禅》就认为关前一分位于左右寸部。更多人认为关前一分指关部的最前一分，在《医宗必读》有所记述，寸关尺各三分，前中后各一分，共计九分，此处所说的关前一分当为关部的前一分，左寸关前一分实为肝部之脉，而肝为风木之脏。右关前一分当为脾胃部，而脾为仓廪之官，胃为水谷之海。故曰：人迎紧盛伤于寒，气口紧盛伤于中也。暗合《内经》中人迎主外、寸口主中的说法。

左手人迎图

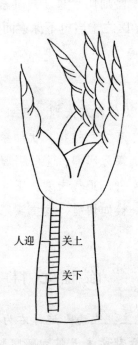

左为人迎，以候天之六气，风、寒、暑、湿、燥、热之外感者也。人迎浮盛则伤风，紧盛①则伤寒，虚弱则伤暑，沉细则伤湿，虚数则伤热，

---

① 盛：疑为"胜"。

皆外所因，法当表、散、渗、泄则愈。

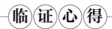

点 评

这里叙述了人迎脉候外感之邪的表现。风、寒、暑、湿、燥、热之外感邪气引发疾病时人迎脉象表现不同：风邪侵袭，卫阳祛邪于外，气血趋向肌表，故见浮盛；寒邪侵袭，则脉管收缩紧束而拘急，故见紧盛；暑易耗气伤津，气弱无力鼓动脉象，则可见脉稍显虚弱；湿邪黏滞，阻遏脉道，气血运行不利，故伤湿可见脉沉细；热迫血妄行，故多见脉洪滑数，此处提及可见脉虚，当是热盛伤及阴液，脉道失充所致。

临证心得

本节所言人迎脉浮盛为伤风，紧为伤寒，虚弱则伤暑，沉细则伤湿，虚数则伤热，有一定临床参考价值。临床上外感致病，多可见脉浮，但因不同邪气致病特点不一，所以除了脉浮以外，还常常兼见其他的脉象变化。除此以外，六淫致病的其他症状和体征都有其特殊表现，临床上四诊合参后不难鉴别。

右手气口图

右手气口以候人之七情，喜、怒、忧、思、悲、恐、惊，则内伤之邪。其喜则脉散，怒则脉激，忧则脉涩，思则脉结，悲则脉紧，恐则脉沉，惊则脉动，则内所因。看与何部相应，即知何脏何经受病，方乃不失病机。法当温顺以消平之。其余诊按表里、名义、情状，姑如后说。但经所述，谓神者脉之主，脉者血之府，气者神之御，脉者气之使。长则气治，短则气病，数则烦心，大则病进。文藻虽雅，义理难明，动静之辞有博有约。博则二十四字，不滥丝毫，约则浮、沉、迟、数总括纲纪，辞理粲然^①。浮为风为虚，沉为湿为实，迟为寒为冷，数为热为燥。风湿寒热属于外，虚实冷燥属于内。内外既分，三因须别，学者宜详览，不可惮^②烦也。

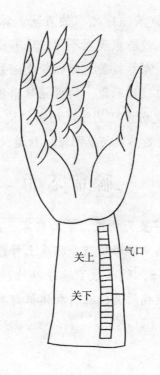

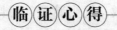

关上　气口

关下

点　评

本节重点叙述人之七情为病，所出现的脉象不同，喜、怒、忧、思、悲、恐、惊与脏腑经络具有密切关系，并提出浮、沉、迟、数为脉象的总纲。

临证心得

本节提出七情致病可直接伤及内脏或影响脏腑气机，从而表现出不同的病脉。过喜可导致心气涣散，可见脉数；怒则气上，常导致肝气上逆，可见脉弦数；思则气结，气机郁结，故可见脉结；悲则伤肺，常致肺气郁

---

① 粲（càn 灿）：意为"鲜明"。

② 惮：惧怕。

滞，气机闭塞，故可见脉涩或紧；恐则气下，多见脉沉；惊则气乱，故多见脉动。对情志病治法，提出要明辨病在何脏何经，有的放矢，法当温顺以消平之，有一定参考价值。

总论脉式

经云：常以平旦[1]，阴气未动，阳气未散，饮食未进，经脉未盛，络脉调匀，乃可诊有过之脉。或有作为，为停食顷，俟[2]定乃诊，师亦如之。

释曰：停宁俟之，即不拘于平旦，况仓卒病生，岂特平旦？学者知之。

经云：切脉动静而视精明[3]，察五色，观五脏有余不足，六腑强弱，形之盛衰，可以参决死生之分。

释曰：切脉动静者，以脉之潮会，必归于寸口，三部诊之。左关前一分为人迎，以候六淫外伤，为外所因；右关前一分为气口，以候七情内郁，为内所因；惟其所自用肯经常为不内外因。三因虽分，犹乃未备[4]。是以前哲类分二十四字，所谓七表[5]、八里[6]、九道[7]，虽名状不同，证候差别，皆以人迎一分而推之，与三部相应而说证，则万无一失也。

---

① 平旦：清晨日出之时。

② 俟（sì 四）：等待。

③ 视睛明：观察眼睛的视觉功能及眼神的变化。

④ 备：完全，完备。

⑤ 七表：《脉诀》把二十四脉分为七表、八里、九道三类。即七表脉，指浮、芤、滑、数、弦、紧、洪七种脉。

⑥ 八里：即八里脉，即微、沉、缓、涩、迟、伏、濡、弱八种脉。

⑦ 九道：即九道脉，即长、短、虚、促、结、代、牢、动、细九种脉。

🔲 点 评

作者引用《素问·脉要精微论》对诊法进行阐述，强调了诊法应"常以平旦"，是因为清晨时人体阴阳之气未被扰动耗散，还未进饮食，经脉中的气血未亢盛，络脉中的气血调匀，气血运行未被扰乱，容易诊出有病的脉象。但作者同时强调，诊脉不拘于平旦，应视疾病的轻重缓急随时救治。诊察脉搏动静的同时还要观察患者的眼神、审查其面色，了解五脏之气的虚实、六腑的功能强弱、形体的盛衰，通过以上的参验互证可以预测疾病的吉凶转归。之所以观察患者眼神，是因为五脏六腑的精气皆上注于目，故通过观察眼睛的视觉功能及眼神的变化，可以了解人体脏腑气血的功能状态。李东垣以"诊之左关前一分为人迎，以候六淫外伤，为外所因""右关前一分为气口，以候七情内郁，为内所因""惟其所自用肯经常为不内外因"举例说明单纯应用人迎气口脉判别外感内伤还是不够完备的，应该与三部九候的诊脉思想相结合，与五脏六腑相联系，这样才能保证辨证准确，万无一失。

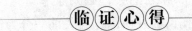

脉诊是临床上获取患者疾病信息的重要途径之一，故操作时需要准确、规范，排除外在因素的干扰，才能获知真实的脉象信息。临床诊病辨证之时，脉象信息虽然很重要，但也仅反映患者部分或者局部的病理情况，故辨证准确需要四诊合参，综合考虑。

诊察疾病要注意患者两方面的信息，一是主观信息，即患者的主观感受，可从问诊得知；二是客观信息，脉诊是重要来源之一，也包括望诊和闻诊得来的信息。主、客观信息相互参照，才有利于准确地诊病辨证。中医素有审证求因的理论，脉诊信息是其求因的重要依据。

陈氏① 辨三脏本脉息数尺度

人之脉者，乃血之隧道也，非气使则不能行，故血为脉，气为息，脉息之名自是而分。呼吸者，气之橐籥②；动应者，血之波澜。其经以身寸度之，计十六丈二尺。一呼脉再动，一吸脉亦再动，呼吸定息，脉五动，闰以太息，则六动。一动一寸，故一息脉行六寸，十息六尺，百息六丈，二百息十二丈，七十息四丈二尺，计二百七十息，漏水下二刻，尽十六丈二尺，营周一身。百刻之中得五十营，故曰，脉行阳二十五度，行阴亦二十五度也。息者以呼吸定之，一日计一万三千五百息。呼吸进退，既迟于脉，故八息三分三毫三厘，方行一寸，八十三息三分三毫，行一尺，八百三十三息三分，行一丈，八千三百三十三息，行十丈，余六丈二尺，计五千一百六十七息，通计一万三千五百息，方行尽一十六丈二尺。经络气周于一身，一日一夜，大会于风府者是也。脉，神也，阳也，阳行速，犹太阳之一日一周天；息，气也，阴也，阴行迟，犹太阴之一月一周天。如是则应周天之常度，配四时之定序。

春肝脉弦细而长，夏心脉浮大而洪，长夏脾脉软大而缓，秋肺脉浮涩而短，冬肾脉沉濡而滑，各以其时而候旺相休囚③，脉息无不及太过之患。故曰平人以五脏六腑皆禀气于胃，故脉以胃气为本，气以黄色为生，取其资成也。合本脏气三分，参以弦洪缓涩沉，则为平脉。若真脏脉见，则不从矣，参以形色广加后说。

---

① 陈氏：即陈言，南宋医学家，撰《三因极一病证方论》。

② 橐籥（tuó yuè 坨越）：源于老子《道德经》第五章，古代时用以鼓风吹火的装置，犹如今之风箱、鼓风机。

③ 休囚：失运。

右手足六经之图

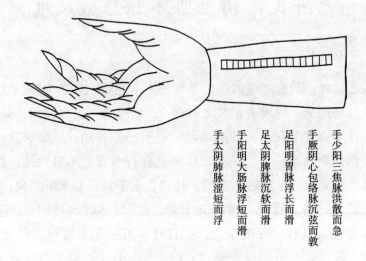

手太阴肺脉涩短而浮
手阳明大肠脉浮短而滑
足太阴脾脉沉软而滑
足阳明胃脉浮长而滑
手厥阴心包络脉沉弦而敦
手少阳三焦脉洪散而急

心合小肠肝合胆，脾连于胃肾膀胱。

左手足六经之图

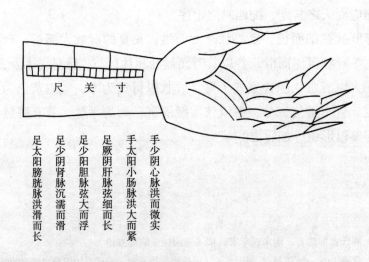

尺　关　寸

手少阴心脉洪而微实
手太阳小肠脉洪大而紧
足厥阴肝脉弦细而长
足少阳胆脉弦大而浮
足少阴肾脉沉濡而滑
足太阳膀胱脉洪滑而长

心包元向三焦配，肺脏还归对大肠。

足厥阴肝脉，在左关上，弦细而长；

足少阴肾脉，在左尺中，沉濡而滑；

足太阴脾脉，在右关上，沉软而缓；

足少阳胆脉，在左关上，弦大而浮；

足阳明胃脉，在右关中，浮长而滑；

足太阳膀胱脉，在左尺中，洪滑而长；

手厥阴心主包络，在右尺中，沉弦而敦；

手少阴心脉，在左寸口，洪而微实；

手太阴肺脉在右寸口，涩短而浮；

手少阳三焦脉，在右尺中，洪散而急；

手阳明大肠脉，在右寸口，浮短而滑；

手太阳小肠脉，在左寸口，洪大而紧。

此手足阴阳六经脉之常体，及其消息盈虚，则变化不测，运动密移与天地参同，彼春之暖为夏之暑，彼秋之忿^①为冬之怒，四变之动，脉与之应者，乃气候之至脉也。

🔲 点 评

作者论述了脉形成的原因，并说明了脉的节律周期和顺应天时的搏动特征，以及五运六气下脉律的变化及其特征。脉是血液运行的通道，气是推动血液运行的动力。一呼一吸间，脉即进行了有规律的搏动。气血循经络环布于人的周身，行阳之脉与行阴之脉一日一夜后交会于风府。"脉，神也，阳也，阳行速，犹太阳之一日一周天；息，气也，阴也，阴行迟，犹太阴之一月一周天。"说明了脉的规律搏动与四时四季息息相关，抓住了春夏阳气之升浮和秋冬阴气之沉降的特点。李东垣引用《素问·脉要精微论》原文说明万物之外，宇宙之内，自然界的一切变化，都是和阴阳的变化规律相应的，如从春天的气候温暖，发展为夏天的气候暑热，从秋天的劲急之气，发展为冬天的寒冽之候。人体的脉象也随着四时气候的变动而相应的上下浮沉。

---

① 忿：同"愤"，指心绪散乱。

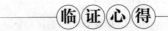

诊脉时要注意各脏腑与寸关尺各部的关系，也要了解各脏腑脉象的表现特点。诊脉也需以常恒变，除了把握正常脉象的特点之外，还当了解正常脉象受季节、气候、年龄、性别等因素的影响后发生的变化，诊脉之时，应当了解这些变化，从而准确辨明脉象。

《素问》六气主合至脉

十二月大寒至二月春分为初之气，厥阴风木主令。经云：厥阴之至其脉弦（一云，沉短而散）。

春分至四月小满为二之气，少阴君火主令。经云：少阴之至其脉钩（一云，紧细而微）。

小满至六月大暑为三之气，少阳相火主令。经云：少阳之至大而浮（一云，乍疏乍数，乍短乍长）。

大暑至八月秋分为四之气，太阴湿土主令。经云：太阴之至其脉沉（一云，紧大而长）。

秋分至十月小雪为五之气，阳明燥金主令。经云：阳明之至短而涩（一云，浮大而短）。

小雪至十二月大寒为六之气，太阳寒水主令。经云：太阳之至大而长。

本脉、至脉虽识体状，又须推寻六气交变、南政北政、司天在泉[1]。少

① 司天在泉：运气学说术语。司天与"在泉"相对。意为掌握天上的气候变化。司天定居于客气第三步气位，统主上半年气候变化的总趋向。在泉象征在下，定居于客气第六步气位，值管下半年气候变化的总趋向。古代医家运用"司天"和"在泉"来预测每年的岁气变化并推断所患疾病。《素问·五常政大论》："少阳司天，火气下临，肺气上从，白起金用，草木眚。"《医宗金鉴·运气要诀·主气歌》"显明之右君位知"注："正南客气，司天之位也，司天之右，天之右间位也。"

阴之脉，应与不应，详细而推知，万无一失也。

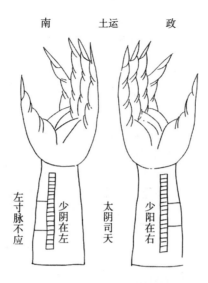

上巳丑巳未^①南政太阴司天脉图

【图注】巳丑巳未二岁，太阴司天，少阴在左，少阳在右，故左寸脉不应。

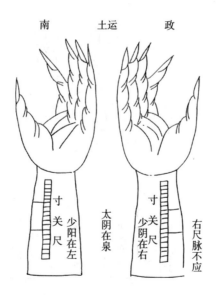

上甲辰甲戌南政太阴在泉脉图

【图注】辰戌二岁，太阴在泉，少阴在右，少阳在左，故右尺脉沉细不应。

---

① 巳丑巳未：疑为"己丑己未"。

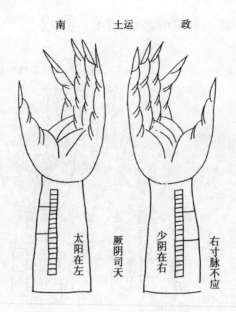

南　　　土运　　　政

太阳在左　厥阴司天　少阴在右　右寸脉不应

上巳巳巳亥[①]南政厥阴司天脉图

【图注】巳亥二岁，厥阴司天，太阳在左，少阴在右，右手寸口脉沉细不应。

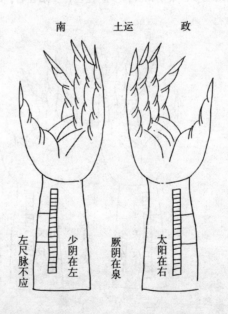

南　　　土运　　　政

左尺脉不应　少阴在左　厥阴在泉　太阳在右

上甲寅甲申南政厥阴在泉脉图

【图注】寅申二岁，厥阴在泉，太阳在右，少阴在左，左手尺脉沉细不应。

———————

① 巳巳巳亥：疑为"己巳己亥"。

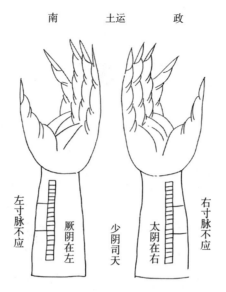

上甲子甲午南政少阴司天脉图

【图注】子午二岁，少阴司天，厥阴在左，太阴在右，两手寸脉俱沉细不应。

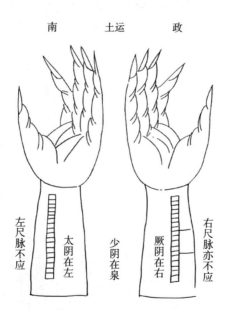

上巳卯巳酉①南政少阴在泉脉图

【图注】卯酉二岁，少阴在泉，太阴在左，厥阴在右，故两手尺脉俱沉细不应。

① 巳卯巳酉：疑为"己卯己酉"。

北　　水运　　政

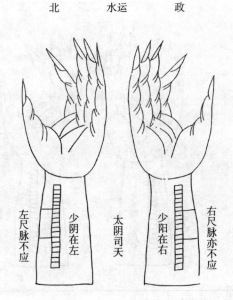

左尺脉不应　　少阴在左　　太阴司天　　少阳在右　　右尺脉亦不应

上乙丑辛丑丁未癸未岁北政太阴司天脉图

【图注】丑未二岁，太阴司天，少阴在左，少阳在右，两手尺脉俱不应。

北　　金运　　政

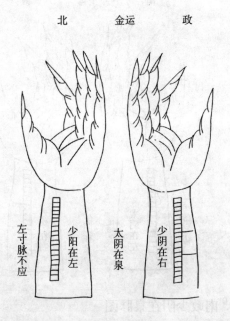

左寸脉不应　　少阳在左　　太阴在泉　　少阴在右

上丙辰庚辰戊戌壬戌岁北政太阴在泉脉图

【图注】辰戌二岁，太阴在泉，少阳在左，少阴在右，左手寸口脉不应。

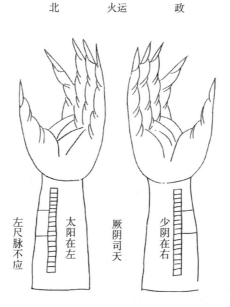

上乙巳辛巳丁亥癸亥北政厥阴司天脉图

【图注】巳亥二岁，厥阴司天，太阳在左，少阴在右，左尺脉不应。

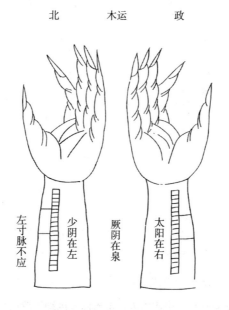

上丙寅庚寅戊申壬申岁北政厥阴在泉脉图

【图注】寅申二岁，厥阴在泉，少阴在左，太阳在右，左寸脉不应。

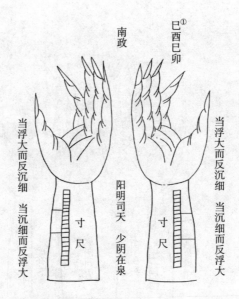

巳酉巳卯①

南政

当浮大而反沉细　当沉细而反浮大

阳明司天　少阴在泉

寸
尺

当浮大而反沉细　当沉细而反浮大

寸
尺

上巳酉巳卯① 南政尺寸脉反之图

【图注】岁当阳明司天，少阴在泉，法当两尺脉沉细不应而反浮大；两寸脉当浮大而反沉细，是太阳与少阴相反。经云：尺寸反者死。

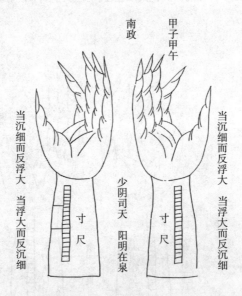

甲子甲午

南政

当沉细而反浮大　当浮大而反沉细

少阴司天　阳明在泉

寸
尺

当沉细而反浮大　当浮大而反沉细

寸
尺

上甲子甲午二岁尺寸相反脉图

【图注】岁当阳明在泉，少阴司天，法当两寸沉细不应而反浮大；两尺脉当浮大而反沉细，是阳明与少阴尺寸相反。经云：尺寸反者死。

———————————

① 巳酉巳卯：疑应为"己酉己卯"。

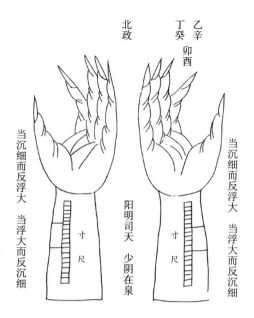

上乙卯丁卯癸酉辛酉尺寸相反厥图

【图注】北政阳明司天，少阴在泉，法当两寸沉细不应而反浮大；两尺脉当浮大而反沉细，是阳明与少阳尺寸相反。经云：尺寸反者死。

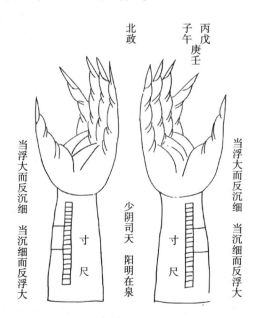

上丙子庚子戊子壬午尺寸相反脉图

【图注】北政少阴司天，阳明在泉，法当两尺沉细不应而反浮大；两寸脉当浮大而反沉细，是阳明与少阴尺寸相反。经云：尺寸反者死。

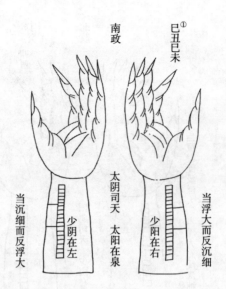

上巳丑巳未^① 左右脉交之图

【图注】南政少阳在右，少阴在左，左寸脉当沉细不应而反浮大；右寸脉当浮大而反沉细不应，是谓左右交。经云：左右交者死。

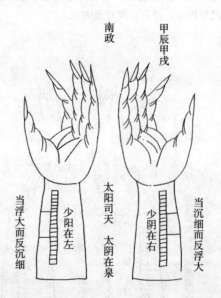

上甲辰甲戌左右脉交之图

【图注】南政少阳在左，少阴在右，右尺脉当沉细不应而反浮大；左尺脉当浮大而反沉细不应，是谓左右交。少阴在右而交于左。

---

① 巳丑巳未：疑为"己丑己未"。

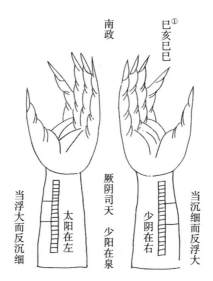

上巳亥巳巳① 左右脉交之图

【图注】南政太阴在左，少阴在右，右寸脉当沉细不应而反浮大；左寸脉当浮大而反沉细不应，是谓左右交。少阴在右而交于左。

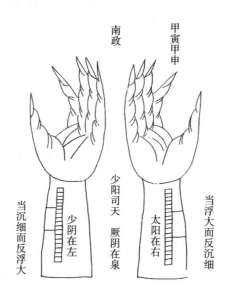

上甲寅甲申左右脉交之图

【图注】南政太阳在右，少阴在左，左尺脉当沉细不应而反浮大；右尺脉当浮大而反沉细不应，是谓左右交。少阴在右而交于左。

---

① 巳亥巳巳：疑为"己亥己巳"。

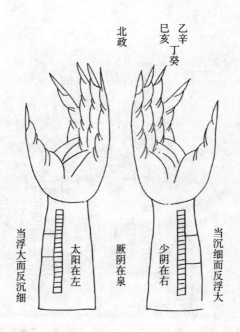

北政　巳亥乙辛丁癸

当浮大而反沉细　太阳在左　厥阴在泉　少阴在右　当沉细而反浮大

上乙巳丁巳辛亥癸亥左右脉交之图

【图注】北政太阳在左，少阴在右，右寸脉当沉细不应而反浮大；左寸脉当浮大而反沉细，是谓左右交。少阴在右而交于左。

回 点 评

中医运气学说以阴阳五行为基础，用于阐释天文、气象、物候变化规律，进而运用于疾病的诊断与治疗，以及养生保健。本部分将五运六气学说应用于脉诊之中，以南北政年为经，五运六气为纬，推测不同年候的正常脉象表现。提出诊脉时不但要明了三部九候之本脉、六气主气之至脉，还应考虑到六气客气之南政北政、司天在泉引起的少阴脉的应与不应，从而准确地把握脉象。

《素问·五运行大论》言："土主甲己，金主乙庚，水主丙辛，木主丁壬，火主戊癸。子午之上，少阴主之；丑未之上，太阴主之；寅申之上，少阳主之；卯酉之上，阳明主之；辰戌之上，太阳主之；巳亥之上，厥阴主之。"十干化运，甲己为土，乙庚为金，丙辛为水，丁壬为木，戊癸为火。十二支化气，则子午为少阴君火之气所主，丑未为太阴湿土之气所主，寅申为少阳相火之气所主，卯酉为阳明燥金之气所主，辰戌为太阳寒水之气所主，巳亥为厥阴风木之气所主。

　　司天在上，在泉居下，同时司天在泉又各自有其左右间气，司天之气降于地，在泉之气升于天，司天在泉阴阳上下相交。《素问·六微旨大论》曰："上下有位，左右有纪。故少阳之右，阳明治之；阳明之右，太阳治之；太阳之右，厥阴治之；厥阴之右，少阴治之；少阴之右，太阴治之；太阴之右，少阳治之。此所谓气之标，盖南面而待也。"《素问·五运行大论》又言："所谓上下者，岁上下见阴阳之所在也。左右者，诸上见厥阴，左少阴，右太阳；见少阴，左太阴，右厥阴；见太阴，左少阳，右少阴；见少阳，左阳明，右太阴；见阳明，左太阳，右少阳；见太阳，左厥阴，右阳明。所谓面北而命其位，言其见也。"

　　南政北政，语出《素问·至真要大论》："北政之岁，少阴在泉，则寸口不应；厥阴在泉，则右不应；太阴在泉，则左不应。南政之岁，少阴司天，则寸口不应；厥阴司天，则右不应；太阴司天，则左不应。诸不应者，反其诊则见矣。"可见《素问》对南北政的运用唯用于诊切少阴脉应与不应，旧注多以甲己年土运为南政，其余各年为北政，而后世对此诸说不一。观此著，应谨遵《素问》之论，视甲己年土运为南政，其余各年为北政。

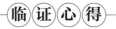

临证心得

　　中医认为，天人相应，脉象的形成除了脏腑气血密切相关，还受到自然环境的影响。不同干支的甲子纪年其年候不同，反应到脉象上亦不同，年候的阴阳变化影响人体气血运行，而人体气血运行以及对气候的适应性变化又可以反映在脉象上。

　　本部分主要结合五运六气南北政讨论不同干支的甲子纪年的"不应脉"，以及本应为"不应脉"而反见脉浮大或本应脉浮大而反见"不应脉"的"死脉"。所谓"不应脉"主要有两种解释：一为脉象不应脏气，即脉象不应本脏之气而上从于司天之气；另一解释为脉象沉细，以致无法摸到。目前对于"不应脉"多有分歧，存在诸多争论。运气之脉的"不应脉"与司天在泉、主客气、四间气密切相关，同时随南北政年不同而不同，至今在临床上尚未得到有效的验证，故对"不应脉"的应用还需进一步研究探索。

辨七情郁发五脏变病脉法

右手关前一分为气口者，以候人之脏气郁发与气兼并[①]，过与不及，乘克传变，必见于脉者，以食气入胃，淫精于脉。脉皆自胃气出，故候于气口。经曰：五脏皆禀于胃，胃者五脏之本，脏气不能自致于手太阴，必因胃气而至。邪气胜胃气衰则病甚，胃气绝真脏独见则死。

假如：春，肝脉弦多胃少曰肝病，但弦无胃气曰死；夏，心脉洪多胃少曰心病，但洪无胃气曰死；长夏，脾脉濡多胃少曰脾病，但濡无胃气曰死；秋，肺脉涩多胃少曰肺病，但涩无胃气曰死；冬，肾脉沉多胃少曰肾病，但沉无胃气曰死。

天地草木无土气不生，人无胃气则死。胃气者和缓不迫之状也。

若其乘克相胜，虽有胃气而春有涩脉微见者秋必病涩，夏有沉脉微见者冬必病沉；长夏有弦脉微见者春必病弦；秋有洪脉微见者长夏必病洪；冬有濡脉微见者夏必病濡，甚者为今病。

🔲 点 评

通过右手气口处辨识脉象胃气有无、盛衰的动态变化，可以探知体内五脏气机郁发情况。五脏依赖胃气所化水谷精微的充养。脏气与胃气皆并行于脉道之中。五脏者以藏为本。人有胃气则生，无胃气则死。脉有胃气，是形容脉象从容和缓之状。因此，把握致病邪气与胃气的动态变化，能够揭示疾病发生、发展及预后转归的客观规律。作者继而以五脏脉为例，详细说明诊脉探查胃气的重要性与实际指导意义。如春季，肝脏主时，则常见弦脉，若脉中胃气稍欠，可提示肝脏发生病理变化；若胃气已绝者，虽未必皆死，但至少可表明预后不佳。同时，根据五行生克乘侮规

---

① 按《三因极一病证方论》为"右手关前一分为气口者，以候人之脏气郁发，与胃气兼并"。

律，结合季节与脉象，可以准确预测疾病发生时间。如春季，主脏在肝，脉当弦，今反见肺之主脉——涩脉，是为金克木之象。若涩脉微者，表明相克程度尚轻，预示着到秋季可能发病；若脉涩严重者，可能当下即将发病。余脏同理可知。

───── 临证心得 ─────

临证诊脉，不可仅拘泥于探求脉象幽微，而忽略了人与自然环境的整体性。人生于天地间，其生命规律时刻受到宇宙自然的深刻影响。因此，在临证察脉诊病时，要将脉象与外界客观规律紧密结合，综合判断，这样才能够准确、灵活、深刻把握脉象的临床指导作用。从脉象推求疾病的发展、转归趋势，及时采取有效干预措施，能够截断病势发展，实现中医既病防变的防治理念。

辨五脏过不及之为病

观夫太过不及脉之大要，迫近而散，不可失机审而调之，为上工矣，学者不可不审察也。

春，肝脉合弦细而长，太过则实强，令善怒，忽忽眩冒巅疾，不及则微虚，令人胸痛引背两胁胠①满。

夏，心脉合洪而微实，太过则来去皆盛，令身热肤痛为浸淫，不及则来不盛去反盛，令人心烦上咳唾下泄气。

长夏，脾脉合沉而濡长，太过则如水之流，令四肢不举，不及则如鸟之啄，令人九窍不通名曰重强。

秋，肺脉合浮而短涩，太过则中坚傍虚，令逆气背痛愠愠然，不及则

---

① 胠（qū区）：意为腋下，《素问·咳论》："甚则不可以转，转则两胠下满。"校本此为"胀"，此从底本，见《三因极一病证方论·五脏传变病脉》《普济方》卷二《方脉总论·五脏传变病脉》。

毛而微，令人呼吸少气下喘声。

冬，肾脉合沉而紧实，太过则有如弹石，令解㑊[1]，脊痛少气不能言，不及则心悬如饥，眇[2]中清，脊中痛，少腹满，小便变。

人之五脏配木火土金水，以养鬼神意魄志，而生怒喜思忧恐。

故因怒则魂门弛张，木气奋激肺金乘之，脉弦涩；因喜则神延融溢，火气赫羲[3]肾水乘之，脉沉散；因思则意舍不宁，土气凝结肝木乘之，脉弦弱；因忧则魄户不闭，金气涩聚心火乘之，脉洪短；因恐则志室不遂，水气旋却脾土乘之，脉沉缓。

此盖五情，动以不正，侮所不胜，经所谓不恒其德，恃其能乘而侮之，甚则所胜来复侮反受邪，此之谓也。

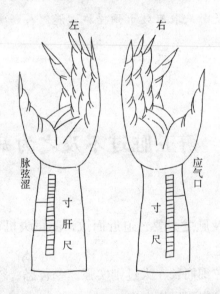

【图注】 凡怒则魂门弛张，木气奋激，侮其脾土，甚则子金乘其肝虚来复母仇，克其肝木，是谓侮反受邪，肝脉反涩，涩者肺金也。是犹吴王夫差之争盟侮楚，精锐悉行，国内无备，越王勾践乘其虚而伐之，遂以破吴。吴本侮楚而越竟破之[4]，侮反受邪，即此义也。

---

① 解㑊（jiè yì 解义）：意为肢体困倦，消瘦，少气懒言，筋骨懈怠的病证。多因肝肾虚损，精血不足所致。《素问·平人气象论》："尺脉缓涩，谓之解㑊安卧。"又病名，善食而瘦，谓之食㑊。

② 眇（miǎo 秒）：意为两肋下方空软的部分。《素问·玉机真脏论篇》："太过，则令人解眇，脊脉痛而少气不欲言；其不及，则令人心悬如病饥，眇中清，脊中痛，少腹满，小便变。"

③ 赫羲（hè xī 赫曦）：意为炎暑炽盛貌。

④ 见《史记》卷三十一《吴太伯世家第一》。

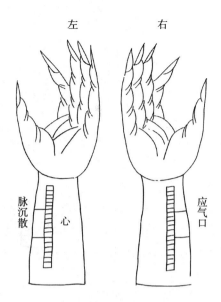

左　　　右

脉沉散　心

应气口

【图注】凡喜则神延融溢，火气赫羲侮其肺金，甚则子水乘其心虚来复母仇，克其心火，是谓侮反受邪，心脉反沉，沉者肾水脉也。故喜甚有暴中之患，而暴怒亦有暴中之患，皆此意也。

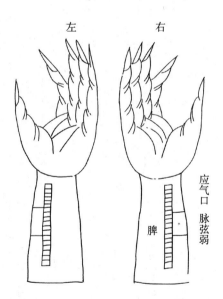

左　　　右

应气口　脉弦弱

脾

【图注】凡久思则意舍不宁，土气凝结侮其肾水，甚则子木乘其脾土虚来复母仇，克其脾土，是谓侮反受邪，脾脉反弦，弦者肝脉也。

左　　　　右

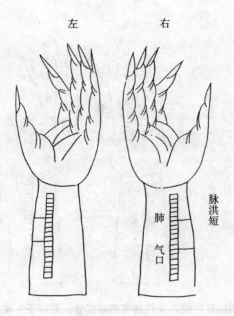

脉洪短

肺
气口

【图注】凡久忧则魂门不闭，金气涩聚，侮其肝木，甚则子火乘其肺虚来复母仇，克其肺金，是谓侮反受邪肺脉反洪，洪者心火脉也。

左　　　　右

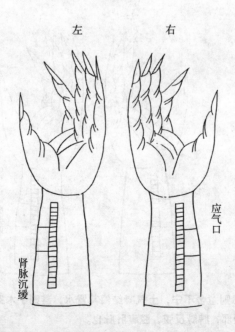

应气口

肾脉沉缓

【图注】凡多恐则志室不遂，水气旋却，侮其胞络之火，甚则子土乘其肾虚来复母仇，克其肾水，是谓侮反受邪肾脉反濡，濡者脾土脉也。

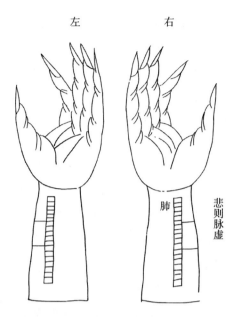

左　　　右

肺

悲则脉虚

【图注】凡悲则伤肺，故肺脉自虚。经曰悲则气消，脉虚。心火来乘，金气自虚故悲则泪下。或因寒，饮食之气上逆，留于胸中，留而不去，久为寒中。或曰肺金乘肝木而为泪。

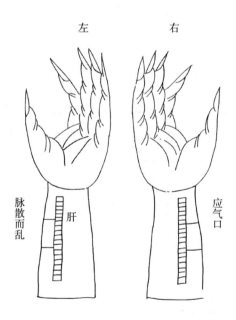

左　　　右

脉散而乱　肝

应气口

【图注】凡惊则气乱，惊则肝气散乱乘其脾土，故小儿惊则泻青，大人惊则面青者，肝血乱而下降，故青其肝脉亦乱。一曰惊则肝气乘心，大惊者心脉易位向里，惊气入心者，多尿血也。

传授胜克流变又当详而论之，故经云，五脏受气于其所生，传之于其所胜，气舍于其所生，死于其所不胜。如：肝受气于心，传之于脾，气舍于肾，至肺而死；心受气于脾，传之于肺，气舍于肝，至肾而死；脾受气于肺，传之于肾，气舍于心，至肝而死；肺受气于肾，传之于肝，气舍于脾，至心而死；肾受气于肝，传之于心，气舍于肺，至脾而死。则知肝死于肺，候之于秋，庚日笃[①]，辛日死。余图于后。肝候于秋，庚日笃，辛日死，舌卷卵缩；心候于冬，壬日笃，癸日死，面黑如鳌；脾候于春，甲日笃，乙日死，肉满唇反；肺候于夏，丙日笃，丁日死，皮枯毛折；肾候于长夏，戊日笃，巳[②]日死，齿长而枯发无润泽。

又如：甲乙日则寅卯时死；丙丁日则巳午时死；戊巳[③]日则辰戌丑未时死；庚辛日则申酉时死；壬癸日则子亥时死。

凡一日之中又分五时，以别死时之早晏[④]，且脾病甲日病笃，乙日死，则死于寅卯时，以脾属土，日时俱属木，重木克土，故死于此时，此内伤脏病之传次也。然暴病卒发者，不必泥于传次也，或传化不以次入者，乃忧恐悲怒喜思惊七情并伤于令[⑤]，不得以其次传，所以令人大病。此五脏传变之指要，学者不可不知也。

▣ 点 评

本篇论述了脉象的形成不仅与心、脉、气、血有关，同时与五脏六腑的功能活动密切相关。诊察脉象除应注意本脏脉象表现外还应注重胃气，所谓脉象中的胃气是我们在切脉时可以感知的一种表现，脉有胃气的表现是指下具有从容、徐和、软滑的感觉。平人脉象不浮不沉，不疾不徐，来去从容，节律一致，是为有胃气。即使是病脉，不论浮沉迟数，但有冲和之象，便是有胃气。简单说从容和缓就是有胃气的表现，也是脉象中必不

---

① 笃：意为病势沉重。

② 巳：应为"己"。

③ 戊巳：应为"戊己"。

④ 早晏：意为六气交司时间。见于《素问·六微旨大论》，帝曰："愿闻其岁，六气始终，早晏何如？"

⑤ 令：意为时节。

可少的正常之气，脉象如无胃气则是逆象，预后不佳。此外，脉象受四时变化影响，胃气的表现亦会产生相应的变化。《素问·平人气象论》曰："平人之常气禀于胃，胃者平人之常气也，人无胃气曰逆，逆者死。春胃微弦曰平，弦多胃少曰肝病，但弦无胃曰死。胃而有毛曰秋病，毛甚曰今病。脏真散于肝，肝藏筋膜之气也。夏胃微钩曰平，钩多胃少曰心病，但钩无胃曰死，胃而有石曰冬病，石甚曰今病。脏真通于心，心藏血脉之气也。长夏胃微软弱曰平，弱多胃少曰脾病，但代无胃曰死，软弱有石曰冬病，弱甚曰今病。脏真濡于脾，脾藏肌肉之气也。秋胃微毛曰平，毛多胃少曰肺病，但毛无胃曰死，毛而有弦曰春病，弦甚曰今病。脏真高于肺，以行营卫阴阳也。冬胃微石曰平，石多胃少曰肾病，但石无胃曰死，石而有钩曰夏病，钩甚曰今病。脏真下于肾，肾藏骨髓之气也。"

脉应四时，即正常的四季脉象应为春弦、夏钩、秋毛、冬石。但是有时候也会出现太过与不及的情况，太过会表现为体表的疾病，不及会表现为体内的疾病。《素问·玉机真脏论》曰："春脉者，肝也，东方木也，万物之所以始生也，故其气来，软弱轻虚而滑，端直以长，故曰弦，反此者病……其气来实而强，此谓太过，病在外。其气来不实而微，此谓不及，病在中……太过则令人善怒，忽忽眩冒而巅疾；其不及，则令人胸痛引背，下则两胁胠满。"

喜、怒、忧、思、悲、恐、惊是人体正常的情志反应，如《素问·气交变大论》所言"有喜有怒，有忧有丧，有泽有燥，此象之常也"，但七情太过，一则可直接影响相应脏腑发生病变，喜伤心，怒伤肝，悲忧伤肺，思伤脾，惊恐伤肾，二则引起相应脏腑气机紊乱，怒则气上，喜则气缓，悲则气消，思则气结，惊则气乱，恐则气下。除此以外，脏腑的病变亦会按照五行的生克乘侮发生传变，因而情志致病会引起脉象上的变化。

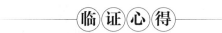

临证心得

健康无病之人的脉象古称平脉，也就是正常脉象。正常脉象的形态是三部有脉，一息四至，不浮不沉，不大不小，从容和缓，柔和有力，节律一致，尺脉沉取有一定力量，并随生理活动和气候环境的不同而有相应的正常变化。正常脉象要有"胃气"，胃气在脉象中的形态应是悠然和缓。

《素问·玉机真脏论》曰："脉弱以滑是有胃气。"脉象有无胃气是疾病预后的重要依据，临床诊脉，要先辨胃气，通过脉之胃气的有无可测知疾病之轻重缓急。

春之脉象应为弦中带有柔和的胃气，若弦多而胃气少，则为肝病，若虽有胃气，却兼见浮脉，可以推测秋天可能发病，若浮脉太甚可能立即发病；夏之脉象应为钩中带有柔和的胃气，若钩多而胃气少，则为心病，若虽有胃气，却兼见沉滑，可以推测冬天可能发病，若沉滑太甚可能立即发病；长夏之脉象，微软弱而有胃气，若弱多而胃气少，则为脾病，若软弱兼见沉滑，可以推测冬天可能发病，若沉滑太甚可能立即发病；秋之脉象，微浮而有胃气，若浮多而胃气少，则为肺病，若浮中兼见弦脉，可以推测春天可能发病，若弦脉太甚可能立即发病；冬之脉象，沉石而有胃气，若沉滑多而胃气少，则为肾病，若沉石脉中兼见钩象，可以推测夏天可能发病，若钩脉太甚可能立即发病。同时，临床诊脉过程中还应把握不同季节脉象的太过和不及，并要考虑到情志对脉象的影响。

辨六淫外伤六经受病脉图说

左手关前一分为人迎者，以候天之寒暑燥湿风热中伤于人，其邪自经络而入，以迎纳之，故曰人迎。前哲方论谓，太阳为诸阳主，凡感邪则自太阳始[1]。以此考寻经意，似若不然。风喜伤肝，寒喜伤肾，暑喜伤心包，湿喜伤脾，热伤心，燥伤肺，以暑热一气，燥湿同源，故不别论。以类推之，风当自少阳入，湿当自阳明入，暑当自三焦入，寒却自太阳入。故经云：阴为之主，阳与正[2]，别于阳者，知病从来。此之谓

---

[1] 太阳……太阳始：语本《三因极一病证方论·伤寒传变次序》。

[2] 阳与正：《素问·阴阳离合论》作"阳予之正"四字，表示阴阳的辩证关系，即阴产生阳，阴为阳的本源；阳为功能体现。

也。经云：修以俟天，所以立命也[①]。由是古人调其脏气而淫邪不入，故先七情而后六淫。经云：学诊之士，必先岁气。故运气又先之，以其次第也。

足太阳伤寒，左手尺中与人迎皆浮紧而盛。浮者，足太阳脉也。紧者，伤寒脉也。盛者，病进[②]也。其证头项腰脊痛，无汗恶寒，不恶风。

足太阳膀胱经脉之图

左　　　　　右

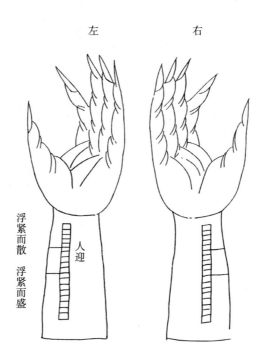

浮紧而散　　浮紧而盛

人迎

足阳明伤湿，右手关上与人迎皆涩细而长。涩者，足阳明脉也。细者，伤湿脉也。长者，病袭[③]也。其证关节疼痛，重痹而弱，小便涩秘，大便飧泄。

---

① 修以……命也：语本《孟子·尽心上》。

② 进：意指病情加重。

③ 袭：重叠、重复之意，指湿邪致病，病情缠绵难愈。

阳明[①] 胃经之图

左　　　　　右

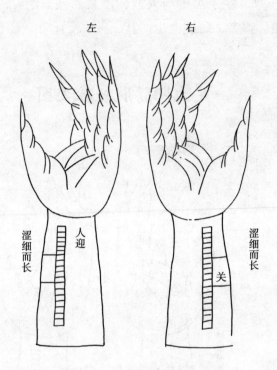

涩细而长　人迎

涩细而长　关

　　足少阳伤风，左手关上与人迎皆弦浮而散。弦者，足少阳脉也。浮者，伤风脉也。散者，病至[②]也。其证身热恶风，自汗，项强，胁满[③]。

---

① 明：万历本脱，据《古今医统正脉》补。

② 至：《说文解字》释为"来也"，此处指邪正交争，正不胜邪，病邪来扰之意。

③ 满：万历本脱，《古今医统正脉》作"满"。

少阳胆脉之图

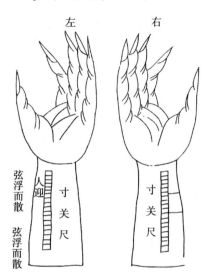

手少阳伤暑，左手尺中与人迎皆洪虚而数。洪者，手少阳脉也。虚者，伤暑脉也。数者，病增也。其证身热恶寒，头痛，状如伤寒，烦渴。

少阳三焦经脉之图

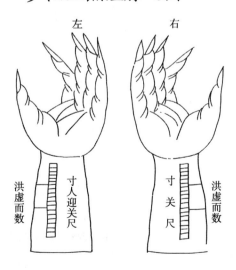

足太阴伤湿,右手关上与人迎皆濡细而沉。濡者,太阴脉也。细者,湿脉也。沉者,病著①也。其证身热,脚弱②,关节头痛,冷痹,胀满。

太阴脾经之图

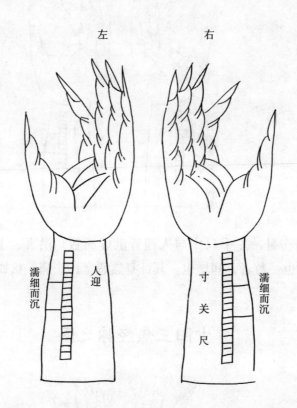

足少阴伤寒,左尺中与人迎皆沉紧而数。沉者,足少阴脉也。紧者,伤寒脉也。数者,病传③也。其证口燥,舌干而渴,背恶寒,反发热,倦怠。

---

① 著:通"着",意指湿邪重着。

② 脚弱:湿为阴邪,性重着趋下,易袭下位,湿邪停聚双足,致使下肢沉重,无力抬举。并非下肢痿弱之意。

③ 传:病变由六经其他经病范畴发展而来。

少阴肾经之图

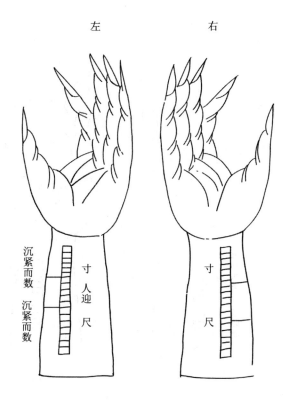

左　　　　　　　右

沉紧而数　沉紧而数　寸人迎　尺　　寸　尺

　　足厥阴伤风，左关上与人迎皆弦弱而急[1]。弦者，厥阴脉也。弱者，风脉也。急者，病变[2]也。其证自汗，恶风而倦，小腹急痛。

---

① 急：脉势急促。

② 变：风性善行而数变，脉象之急，意指病情变化多端。

厥阴肝经之图

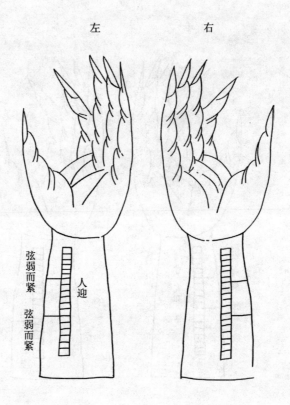

左　　　　　　右

弦弱而紧

弦弱而紧

人迎

手厥阴心包伤暑，左手尺中与人迎皆沉弱而缓。沉者，心包脉也。弱者，伤暑也。缓者，病倦①也。其证往来寒热，状如疟，烦渴，眩晕，背寒，面垢。

---

① 倦：疲倦之意。暑为阳邪，易耗气伤津，无力推动脉道血液运行，故脉象缓慢无力，自觉疲倦困乏。

厥阴心包络之图

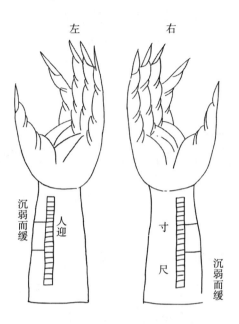

此巳上分布六经，感伤外邪之脉也。除燥热外，叙此四气揭图于下，以为宗兆[①]，使学者易见，不必再三伸问。若其传变，自当依六经别论，详究所伤，随经说证[②]，对证施治，以平为期。或热燥伤心肺，亦当依经推明，理例调治[③]。如四气兼并，六经交错，亦当随其脉证，审处别白[④]，或先或后，或合或并，在络在经，入表入里，四时之动，脉与之应，气候以时，自与脉期。微妙在脉，不可不察，察之有纪，从阴阳始，始之有经，从阴阳生，此之谓也。

吾尝观洛书图[⑤]，火七在西方，金九居南位者，则西南二方为燥热之气

---

① 宗兆：迹象、预示、指南、示范之意。

② 随经说证：明确六经病证诊断。

③ 理例调治：根据燥热邪气致病一般规律进行临床调理治疗。

④ 审处别白：仔细审查、辨别细微差别之处。

⑤ 洛书图：即洛书，是远古时代人们用黑点与白点按照星象排布出时间、方向和季节的辨别系统。

明矣。况乎离为兵戈，兑主杀伐？平治之世，生气流行，雨旸①以时，兆民乂安②，恶有斯气？唯淆乱之世，生气消息③，燥热逆行，五谷不登，山川焦枯，鬼神罔妥，灾疹④繁兴，予目击壬辰首乱⑤以来，民中燥热者，多发热痰结咳嗽，重以医者不识时变，复投半夏、南星，以益其燥热，遂至嗽血，骨涎逆涌，咯吐不已，肌肉干枯而死者，多矣。平人则两寸脉不见，两尺脉长至半臂，予于《内外伤辨》言之备矣，今略具数语，以足成书，为六气全图。

少阴太阴心肺二经伤燥热脉图

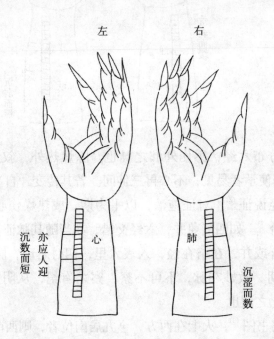

①　旸（yì 亦）：应作"旸（yáng 阳）"，晴天之意。

②　乂（yì 亦）安：太平，安定。

③　消息：消失，停止。

④　灾疹：亦作"灾紾"，灾厄、疾病之意。

⑤　壬辰首乱：指1232年，蒙古大军南下攻打金都汴京（今开封），汴京城内发生瘟疫，死者数十万计。

▣ 点 评

本篇开篇明确了人迎的体表部位。这有别于《内经》传统描述。据《灵枢·寒热病篇》载："颈侧之动脉人迎。人迎，足阳明也，在婴筋之前。"此处以左手关前一分为人迎，部位不同，所蕴含的诊断意义也不尽相同，主要在于辨别人体所感六淫邪气的性质以及邪正动态变化趋势。经络，是沟通人体内外联系的重要途径。六淫病邪，可以通过六经侵袭内在脏腑组织。从而产生相应的症状和脉象变化。

作者接下来详尽描述六经感受六淫之后产生的各种脉症变化，为后人诊察人迎及寸、关、尺部脉象以探明六淫病邪提供依据。如足太阳膀胱经感受寒邪侵犯，可表现为左手尺脉与人迎脉均浮紧而盛，并可见头项腰背痛、无汗恶寒等临床症状。其余五经，同理可知。通过诊察人迎部具体脉象变化，结合病患临床表现，有利于医家初步判断所感何种病邪，并对疾病发生、发展及预后转归形成整体性认识。在临床运用中，我们应该灵活看待六经感邪相关脉症内容，仔细辨别六淫相兼、六经合病与并病、病位在经在络、在脏在腑等细微差别，不可拘泥胶着于文本句读，读死书，执死理。同时，作者还根据河图洛书的排列规律，通过壬辰大疫真实见闻，阐明五方与六淫之间的独特联系，进一步深刻说明医家不懂五运六气、不晓自然规律变化之道，错投药味，误人性命，足以发人深省！

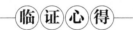

六淫邪气致病特性不同，但时常容易相兼而至。如风邪为百病之长，容易夹寒、湿、热等不同邪气致病。该篇分论六淫致病后的脉象特点和症状变化，可以为我们认识六淫单独致病的特点提供参考。在此基础上，我们更应该深入学习，融会贯通，灵活看待六经感受六淫病邪的脉症表现，不可机械分割，如此才可应对复杂、多变的临床实际。同时，人生长于天地之间，人体生命受到宇宙、自然等多方面因素综合影响。认识、调节、维护人体生命健康状态，应当从地域、气候、时间、环境、社会等多元维度入手，寻找与其平衡之道。作者在文中也强调了应当从整体观的角度诊察疾病，值得我们认真学习，勤以实践。

辨不内外因五用乖违① 病证

　　察脉必以人迎、气口分内外所因者，乃学诊之要道也。所以《脉赞》云：关前一分，人迎主之。然既有三因，固不可尽，详而考之，于理自备。且如疲极筋力，尽神度量，饮食饥饱，叫呼走气，房室劳逸，及金疮踒折②，虎狼毒虫，鬼疰③ 客忤④，鬼压⑤ 溺水等，外非六淫，内非七情，内外不收，必属不内外。虽汉论曰：人迎紧盛伤于寒，气口紧盛伤于食。殊不知饮食入胃，能助发宿蕴。其所以应于气口者，正由七情郁发，因食助见，本非宿食能应气口。且如：

$$
\text{宿食}
\begin{cases}
\text{阳} \\
\text{阴}
\end{cases}
\text{则脉}
\begin{cases}
\text{浮大而微涩} \\
\text{数而滑实}
\end{cases}
\text{宿食}
\begin{cases}
\text{不化} \\
\text{成癖}
\end{cases}
\text{脉则}
\begin{cases}
\text{沉紧} \\
\text{沉重}
\end{cases}
\text{皆伤胃也}
$$

　　宿食窒塞，则上部有脉，下部无脉，其人当吐，不吐者死。此等名证，何曾应于气口？又如疲极筋力，其脉弦数而实，筋痛则动，皆伤肝也；凝思则滑，神耗则散，皆伤心也；吟诵耗气，气濡而弱，叫呼走气，脉散而急，皆伤肺也；房劳失精，两尺脉浮散，男子遗精，女子半产，弦大而革，皆伤肾也。上件明文，气口何与？况脏寒蛔厥，脉自微浮，及为

---

　　① 乖违：错乱反常。

　　② 踒（wō 窝）折：犹骨折。踒，扭伤。

　　③ 鬼疰（zhù 住）：病名。指身体虚弱之人，忽被病邪所击引起的心腹刺痛，或闷绝倒地如中恶状，其患瘥后余气不歇，时有发动，乃至于死。疰，有灌注和久住之意，多指具有传染性和病程长的慢性病。

　　④ 客忤（wǔ 午）：证名。指小儿情志发育未全，易受外界刺激而表现出惊恐抽风之神识错乱证。忤，逆，不顺从。

　　⑤ 鬼压：病名。又称鬼魇、梦魇，指睡眠中做一种感到压抑而呼吸困难的梦，多由疲劳过度、消化不良或大脑皮层过度紧张引起，类似于现代睡眠瘫痪症。

肾滑；胃虚不食，其脉必缓，亦有微濡；五饮停伏，浮细而滑；久畜沉积，沉细而软；形虚自汗，脉皆微濡；挥霍变乱，脉自沉伏；僵仆坠下，脉则细滑；蹉折伤损，瘀血在内，疝瘕癥癖，并五内作痛，脉皆弦紧；中寒癥结，脉则迟涩；五积六聚，食饮痰气，伏留不散，隧道节滞，脉皆促结；三消热中，尺中洪大；癫狂神乱，关上洪疾；气实脉浮，血实脉滑，气血相搏，脉亦沉实；妇人妊娠，脉则和滑。

🖺 点　评

陈无择云：病有三因，分内因、外因、不内外因。本节主要所述不内外因所致五脏功用失常的脉、理、病、证。常见不内外因有过劳过逸，过劳包括劳神、劳力、房劳；饮食不节，饥饱失常；金属割伤、意外扭伤、虫毒咬伤、坠伤溺水，以及其他不明原因等。脉、理、病、证之间紧密相关，文中阐释了各种不内外因所致出现各种特异性脉象以及相应脏腑的病理变化，如"凝思则滑，神耗则散，皆伤心也"；反之，明确不内外因及其病机，也可推断可能出现的脉象变化，如"蹉折伤损，瘀血在内，疝瘕癥癖，并五内作痛，脉皆弦紧"。脉症相应之时，两者所反映的病机是一致的，故观其所脉，能知其证；识其证，也要能辨其脉。

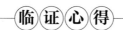

临床诊病，究其所因，明其所理，方能辨证论治，药到病除。不内外因涉及种类繁杂，多兼夹内因、外因，且所致脏腑病证表现各异，病理机制复杂难明。合理运用脉、理、病、证之间的密切关系，特别是把握脉象特点，既可以通过明确病因，诊其脉象，推其受损脏腑；也可总结不同病因及其病机所致脉象的规律。如临床常见慢性病之代谢综合征，多由不内外因兼夹内因外因所致，如饮食劳倦、七情内伤、环境、遗传等，病性特点多为痰、湿、郁，病位特点五脏六腑皆有所及，以心、脾、肝、肾为主，脉象特点多有差异，但总体常见脉弦、滑、濡等。通过合理运用脉理病证之间的关系，可以切实辅助临床疾病的诊断治疗。

辨祟脉

凡鬼祟附着之脉，两手乍大乍小，乍长乍短，乍密乍疏，乍沉乍浮。阳邪来见，脉则浮洪；阴邪来见，脉则沉紧。鬼疰客忤，三部皆滑，洪大嫋嫋[①]，沉沉泽泽[②]，但与病症不相应者，皆五尸[③]鬼邪遁疰[④]之所为也。又如遁尸[⑤]、尸疰[⑥]，脉沉而不至寸，或三部皆紧急，如诊得此等脉证，虽与人迎、气口相应，亦当分数推寻，三因交结，四季料简[⑦]，所谓俾内俾外，不内不外，亦内亦外，亦不内外。脉理微妙，艺能难精，学然后知所因，此之谓也。然形于朕兆[⑧]，堕于数义，未有不学而能者，未有学而不成者，宜留心焉。人如忽见异像，惊惑眩乱，脉多失次；急虚卒中，五脏闭绝，脉不往来；譬如堕溺，脉不可察；与夫金疮跌折，顿走血气，脉亦无准。学者当看外证，不必拘脉。

▣ 点 评

古有察脉以人迎、气口分内外所因，然鬼祟之脉异形于常，所见两手乍大乍小、乍长乍短、乍密乍疏、乍沉乍浮，所因或内、或外、或不内外，"五尸鬼邪遁疰之所为也"。且"脉理微妙，形于朕兆，堕于数义"，

---

① 嫋嫋（niǎo 鸟）：同"袅袅"。

② 泽泽：分解离散的样子。

③ 五尸：蜚尸、遁尸、寒尸、丧尸、尸疰也，皆传尸劳之属。

④ 遁疰：病名。指体虚之人感受邪毒之气，毒停经络脏腑间而致四肢沉重，腹内刺痛，发作无时，病也无定，停遁不瘥的病证。

⑤ 遁尸：病名。指一种突然发作，以心腹胀满刺痛、喘急为主症的危重病证。

⑥ 尸疰：亦作"尸注"。病名。指痨瘵病，即肺结核，病程缓慢且相互传染。

⑦ 料简：亦作"料拣"。选择，拣择。

⑧ 朕兆：征兆。

学者宜潜心分析，方能知病之三因，邪从何受。虽有脉证相应，亦应知阴阳有时，与脉为期；期而相失，知脉所分；脉应四时，察之有纪。此外，如惊恐、卒中、堕溺、跌折等特殊病证，气血逆乱，脉亦无准，外症可诊，不必拘泥于脉，宜舍脉从症。

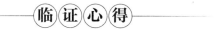

古人云：医者不识脉，无以辨证，不辨证，无以论治。只有精通脉理，方能成为良医。医生通过临床诊脉辨别疾病的病位和病性、分析疾病的病因和病机、判断疾病的进退和预后。古之祟脉，实属特殊复杂之病的怪异脉象，古人借言五尸鬼邪遁疰之所为。究其内外所因，察其脉理数义，对于诊断治疗当今临床某些疑难杂症或是病因不清、病机不明的慢性病、精神类疾病具有一定的参考价值。此外，临床诊脉虽可察诸因，但一些急危重症不必拘泥于脉，必要时可舍脉从症。如惊恐、卒中、堕溺、跌折等时候，因突然气血逆乱，脉象失序无准，此类病证病因明了、外症特殊，宜舍脉从症，此时切脉多作为判断生命体征的一种方法，以便及时救治。

辨脉体名状

浮者，按之不足，举之有余，与人迎相应，则风寒在经，与气口相应，则营血虚损。

沉者，举之不足，按之有余，与人迎相应，则寒伏阴经，与气口相应，则血凝腹脏。

迟者，应动极缓，按之尽牢，与人迎相应，则湿①寒凝滞，与气口相

---

① 湿：万历本和古今本均为"温"，但据千顷堂本和《三因极一病证方论》卷一及前后文义，改为"湿"。

应,则虚冷沉积。

数者,去来促急,一息数至,与人迎相应,则风燥热烦,与气口相应,则阴虚阳盛。

虚者,迟大而软,按之豁然①,与人迎相应,则经络伤暑,与气口相应,则荣卫失本。

实者,按举有力,不疾不迟,与人迎相应,则风寒贯经,与气口相应,则气血壅脉。

缓者,浮大而软,去来微迟,与人迎相应,则风热入脏,与气口相应,则怒极伤筋。

紧者,动转无常,如纫箪线②,与人迎相应,则经络伤寒,与气口相应,则脏腑作痛。

洪者,来之至大,去之且长,与人迎相应,则寒壅诸阳,与气口相应,则气攻百脉。

细者,指下寻之,来往如线,与人迎相应,则诸经中湿,与气口相应,则五脏凝涩。

滑者,往来流利,有如贯珠,与人迎相应,则风痰潮溢,与气口相应,则涎饮凝滞。

涩者,参五不调③,如雨沾沙,与人迎相应,则风湿寒痹,与气口相应,则津汗血枯。

弦者,端紧径急④,如张弓弦,与人迎相应,则风走疰痛,与气口相应,则饮积溢疼。

弱者,按之欲绝,轻软无力,与人迎相应,则风湿缓纵,与气口相应,则筋绝痿弛。

结者,往来迟缓,时止更来,与人迎相应,则阴散阳生,与气口相应,则积阻气节。

促者,往来急数,时止复来,与人迎相应,则痰壅阳经,与气口相

---

① 豁然:开阔的样子。此处指手触及脉搏有空虚下陷的感觉。

② 纫箪线:连接竹筏的绳索。纫,连接。箪,竹器。

③ 参五不调:诊脉术语。即参伍不调、三五不调。表示脉象或三而止,或五而停,艰涩不畅,如轻刀刮竹。

④ 径急:捷速。

应，则积留胃腑。

　　芤者，中空傍实，如按慈葱①，与人迎相应，则邪壅吐衄，与气口相应，则荣虚妄行。

　　微者，极细而软，似有若无，与人迎相应，则风暑自汗，与气口相应，则微阳脱泄。

　　动者，在关如豆，厥厥不行，与人迎相应，则寒疼冷痛，与气口相应，则心惊胆寒。

　　伏者，沉伏不出，着骨乃得，与人迎相应，则寒湿痼闭，与气口相应，则凝思凝神。

　　长者，往来流利，出于三关，与人迎相应，则微邪自愈，与气口相应，则脏气平治②。

　　短者，按举似数，不及本部，与人迎相应，则邪闭经脉，与气口相应，则积遏脏气。

　　濡者，按之不见，轻手乃得，与人迎相应，则寒湿散漫，与气口相应，则飧泄缓弱。

　　革者，沉伏实大，如按鼓皮，与人迎相应，则中风暑湿，与气口相应，则半产脱精。

　　散者，有阳无阴，按之满指，与人迎相应，则淫邪脱泄，与气口相应，则精血败耗。

　　代者，脏绝中止，余脏代动，无问内外所因，得此必死。

点　评

　　《灵枢·终始》中有云，持其脉口人迎，以知阴阳有余不足，平与不平，天道毕矣。《灵枢·四时气第十九》又云，气口候阴，人迎候阳。本节主要将脉分为 26 种，分别描述了脉体形状以及在寸口和人迎的临床意义，为临床上脉诊的运用提供一定的参考和借鉴。历代医家对脉象的命名并不完全一致，分类亦有简繁差别。《黄帝内经》中记载有浮、沉、弦、钩等 20 余种脉象，并以人迎、寸口相参候病；其后《伤寒杂病论》中记

① 慈葱：即冬葱，其茎柔细而香，可以经冬。
② 平治：太平安定。

载 26 种，常用人迎、寸口、趺阳或太溪诊脉。而《脉经》总结的 24 脉，《濒湖脉学》和《三指禅》的 27 脉，《诊家正眼》增疾脉而为的 28 脉，《脉理求真》博采医经及前贤名论，记述的 30 种脉象，多是从"独取寸口"出发，论述了寸口脉的表现和临床意义。因为寸口既可以候胃气的强弱，亦可察全身脏腑气血的盛衰，诊察时又方便易行，所以现在诊脉多采用寸口诊法。现代归纳总结的常见病理脉象有浮、沉、迟、数、洪、细、虚、实、滑、涩、弦、紧、结、代、促、长、短、缓、濡、弱、微、散、芤、伏、牢、革、动、疾 28 种。

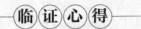

诊脉是中医临床不可缺少的诊察步骤和内容。脉象能传递机体各部分的生理病理信息，是了解机体脏腑功能变化及气血运行状态的窗口。临床诊脉要掌握以上基本脉象特点及其临床主病，做到"多练、多体会"，避免"心中了了、心中难明"。此外，尽管脉象种类繁多，但各种脉象的特征均离不开脉位、至数、脉长、脉力、脉宽、脉律、流利度、紧张度等 8 个要素的变化和相兼。因此，临床诊察中应对各种脉象的主要特征仔细体察，认真辨识，归纳分类，了解脉理，同时结合望、问、闻诊之所得，相互合参，进而了解疾病的病位、性质、邪正盛衰，以及判断病情轻重与预后。

辨七表脉病证

浮为在表，为风应人迎，为气应气口，为热，为痛，为呕，为胀，为痞，为喘，为厥，为内结，为满不食。浮大为鼻塞，浮缓为不仁，浮大长为风眩癫疾，浮滑疾为宿食，浮大而涩为宿食滞气，浮短为肺伤诸气，浮滑为走刺、为饮，浮细而滑为伤饮，浮滑疾紧为百合病，浮数为大便坚、小便数，浮紧为淋、为癃闭。

芤主血，寸芤为吐血，微芤为衄血，关芤为大便出血、为肠痈，尺芤为下焦虚、小便出血。

滑为吐，为满，为咳，为热，为伏痰，为宿食，为蓄血，为经闭，为鬼疰①，为血气俱实。滑散为瘫缓，滑数为结热，滑实为胃热，和滑为妊娠，滑而大小不匀必吐，为病进，为泄痢，滑而浮大，小腹痛，尿②则阴中痛，小便亦然。

实为热，为呕，为痛，为气塞，为喘咳，为大便不禁。实紧为阴不胜阳，为胃寒，为腰痛。

弦为寒，为痛，为饮，为疟，为水气，为中虚，为厥逆，为拘急，为寒癖。弦紧为恶寒，为疝瘕，为癖，为瘀血；双弦胁急痛；弦而钩为胁下刺痛；弦长为积，随左右上下。

紧为寒，为痛头、骨、肉等，为咳，为喘，为满。浮紧为肺有水；紧滑为蛔动，为宿食，为逆吐；紧急为遁尸；紧数为寒热。

洪为胀，为满，为痛，为热，为烦。洪实为癫；洪紧为痈疽，为喘急，亦为胀；洪大为祟③；洪浮为阳邪来见。

点 评

辨七表脉病证，包括辨别浮、芤、滑、实、弦、紧、洪及其相兼脉的主病特点。《脉诀乳海》认为："七道表脉皆属阳，其邪从前而外来者，谓之实邪。主发越而去之。其脉先自外，而渐传于内。初起脉见浮紧洪，发散之后，或见弦滑实，若是人素禀弱，又或有内伤者，其人迎脉必芤，此皆阳脉也。"揭示了七表脉病证多由外邪引动，渐传于里，可见于脉象由浮、紧、洪向弦、滑、实的传变规律，血证可见芤脉。由此可见，通过七表之脉可以辨别病位病性，也可以通过观察脉象的前后变化，判断出疾病的病情危笃程度。

---

① 鬼疰：又称流注。即流窜无定，随处可发生的多发性深部脓疡。
② 尿：原作"弱"，据《三因极一病证方论》卷一改。
③ 祟：表示鬼魅出来作怪。

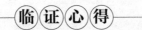

临床诊脉，先辨阴阳。七表之脉皆属阳脉。浮、芤、滑、实、弦、紧、洪脉中，除芤脉之外，其余脉象多见于表证、实证。通过辨七表脉病证，一方面加深了脉象与疾病之间的认识，另一方面也可以辅助中医诊断和治疗。前文"总论脉式"中，将脉"以前哲类分二十四字，所谓七表、八里、九道"，而现代中医认为：各种病脉均是在邪正斗争中形成的，辨证以表里、寒热、虚实为纲，脉象则有浮、沉、迟、数、虚、实之相应。因此，常按浮、沉、迟、数、虚、实6个纲脉加以归类比较。两者均是运用比类法对脉象进行归类，学习和应用时可以按照如此方式进行总结分析，更易于掌握。

辨八里脉病证

微为虚，为弱，为衄，为呕，为泄，为亡汗，为拘急。微弱为少气，为中寒。

沉为在里，为实，为水，为寒，为喘，为癥，为瘕。沉弱为寒热；沉细为少气，臂不能举；沉滑为风水，为下重；沉紧为上热下冷；沉重而直前绝①者为瘀血；沉重而中散②为寒食成瘕；沉重不至寸，徘徊绝者为遁尸；沉紧为悬饮；沉迟为痼冷；沉重为伤暑发热。

缓为在下，为风，为寒，为弱，为痹，为疼，为不仁③，为气不足，为眩晕。缓而滑为热中④；缓而迟为虚寒相搏，食冷则咽痛。

---

① 直前绝：脉象往来艰涩、不流畅。

② 散：指下脉象散大无形，却应指有力，此处并非浮散无根、元气离散之意。

③ 不仁：症状名。亦称麻木，指肌肤发麻，或皮肤感觉减退，甚至消失的症状。

④ 热中：中医学病证名。见于《素问·脉要精微论》："粗大者，阴不足，阳有余，为热中也"，指内热炽盛。

涩为少血，为亡汗，热气不足^①，为逆冷，为下痢，为心痛。涩而紧为痹，为寒湿；涩细为大寒。

迟为寒，为痛。迟而涩为癥瘕、咽酸；迟滑为胀；迟缓为寒^②。

伏为霍乱^③，为疝瘕，为水气，为溏泄，为停痰，为宿食，为诸气上冲，为恶脓贯肌^④。

濡为虚，为痹，为自汗，为气弱，为下重。濡而弱为内热外冷、自汗，为小便难。

弱为虚^⑤，为风^⑥热，为自汗。

回 点 评

临床诊脉，先别阴阳。八里之脉皆属阴脉。本篇描述微、沉、缓、涩、迟、伏、濡、弱八种脉象的病理诊断意义。此八种脉象常见于里证，故称八里脉。临床脉象，常以相兼复合的形式出现。故作者又将这八脉与其他脉象兼见的病理意义详尽罗列，使其更加贴合临床实际。这8种脉象的共同点在于均能体现病位在里的病理变化特点。但对其详加勘查，又可发现八脉之间存在着些许细微区别。

按照现在常用的以浮、沉、迟、数、虚、实六个纲脉划分，这8个脉象分别属于虚脉类、浮脉类、沉脉类与迟脉类。虚脉类，主要表现为脉象应指无力，微脉是其重要代表。《医学入门》云："微似蛛丝容易断"，形象表明微脉极细极软，若有若无，按之欲绝的脉象特点。当阳气虚衰更甚，无力推动血液运行时，脉动深沉无力，提示阳气大虚、阴寒内盛。浮脉类，以脉位浅表作为基本特征。濡脉脉动虽在浅表，但脉形细小，无力而软，非表证之象，却是虚证、湿证之征。八里脉中，沉、伏、弱均属于沉脉类，表现为脉管搏动部位深沉。其中，伏脉脉搏显现部位最深，需直接

---

① 热气不足：阳气不足，无力推动血液循行，导致血流减缓，脉象来势艰难、不流畅。

② 缓为寒：万历本脱，据《古今医统正脉全书》补。

③ 霍乱：中医学病名。见于《素问·六元正纪大论》："太阴所至，为中满，霍乱吐下。"泛指具有剧烈吐泻、腹痛等症状的胃肠疾病。

④ 恶脓贯肌：中医学病证名。指邪热内闭，气血阻滞，肉腐血败，发为痈脓。

⑤ 虚：万历本脱，据《古今医统正脉全书》补。

⑥ 为风：万历本脱，据《古今医统正脉全书》补。

重按推筋着骨始能诊得，甚者伏而不见，提示邪气深伏于内；沉脉与弱脉均可提示虚性病理改变，但脉沉而有力，如沉滑、沉紧等脉象，尚可提示气滞、血瘀、食积、悬饮等实邪阻滞之证。迟脉类主要表现为脉来迟缓。缓、迟、涩脉均属于迟脉类，可见于寒证、痛证。迟脉脉来最慢，一息不足四至；缓脉一息四至，但脉来缓怠无力，弛纵不鼓；而涩脉除了脉动迟缓以外，尚表现为往来艰难、不流利，既可见于实证，又可见于虚证。

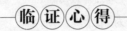

学习中医脉诊，要熟练运用归纳、比对的方法。通过梳理脉象表现特点，对具有相同属性的脉象进行整理归纳，逐一比对、鉴别各自的不同之处，勤加临床实践，仔细体会指下幽微，这样既可掌握共性，又能熟悉不同脉象个性所在，有利于鉴别脉象。只有将每种脉象的表现特点与指下感觉了然于胸，临证之时方不致"胸中易了，指下难明"。

辨九道脉病证

细为气血俱虚，为病在内，为积，为伤湿，为后泄，为寒，为神劳[1]，为忧伤过度，为腹满。细而紧为癥瘕积聚，为刺痛；细而滑为僵仆[2]，为发热，为呕吐。

数为热，为虚，为吐，为痛，为烦渴，为烦满。

动为痛，为惊，为痹，为泄，为恐。

虚为寒，为虚，为脚弱[3]，为食不消化，为伤暑。

---

[1] 神劳：中医学病名。指以神疲、失眠、健忘、头晕痛等为主要表现的疾病。

[2] 僵仆：症状名。首见《素问·六元正纪大论》："目不识人，善暴僵仆"，指身体不自主地直挺倒地。

[3] 脚弱：中医学病名。亦称为脚气，《太平圣惠方》卷四十五言："夫脚气者，晋宋以前名曰缓风，《小品》谓之脚弱。"指以足胫麻木、酸痛、软弱无力为主症的疾病。

促，《脉经》并无文。释曰：其促有五，一曰气，二曰血，三曰饮，四曰[1]食，五曰痰。但脏热则脉数，以气血痰饮留滞不行则止促，止促非恶脉也。

结为痰，为饮，为血，为积，为气。释曰：气寒脉缓，则为结，数则为促。虽缓数不同，结亦当如促脉，分则可也。

散，《脉经》无文。释曰：六腑气绝于内，则手足寒，上气；五脏气绝于内，则下利不禁，甚者不仁，其脉皆散，散则不聚，病亦危矣。

革为满，为急，为虚寒相搏，妇人半产[2]漏下[3]。释曰：革者，革也，固结不移之状。三部应之皆危脉也。

代者，一脏绝，他脏代至。释曰：代，其死脉，不分三部，随应皆是。

如前所说，凡例皆本圣经，学者当熟读，令心开眼明，识取体状，然后交结互究，与夫六经外感，五脏内伤，参以四时旺相，依各部位，推寻所因，必使了然不疑，方为尽善。其如随病分门，诸脉诸证，尤当参对详审。如是精研，方可为医门万分之一，否则倚傍圣教，欺妄取财，为含灵之臣贼，幸祈勉旃[4]。

诗曰：

浮芤滑实弦紧洪，名为七表属阳宫，

微沉缓涩迟并伏，濡弱为阴八里同，

细数动虚促结散，代革同归九道中，

在经在腑[5]并在脏，识得根源为上工。

---

① 曰：万历本脱，据《古今医统正脉全书》补。

② 半产：中医学病名。即小产，出自《金匮要略·妇人妊娠病脉证并治》。指妇人怀孕三月以上，由于气血虚弱、肾虚、血热、毒药伤胎或外伤等损伤冲任，不能摄血养胎，以致未足月而产者。

③ 漏下：病症名。简称漏。见于《金匮要略·妇人妊娠病篇》。指妇女经水停后，又续见下血，淋漓不断者。

④ 勉旃（zhān 沾）：努力。多于劝勉时用之。旃，语助，之焉的合音字。

⑤ 腑：万历本、《古今医统正脉全书》均作"府"，结合语境，考虑作"腑"更佳。

▣ 点 评

清代王邦傅纂注的《脉诀乳海》卷四的九道脉法论中有云："云岐子曰，九道脉者，从天地九数之理说也。经曰，善言天者，必有应于人。是以天有九星，地有九州岛，人有九脏，亦有九野，故立九道脉，以应天地阴阳之法也。"细、数、动、虚、促、结、散、代、革归为九道脉。在学习时，可根据脉位、至数以及脉力，将这九种脉象划分为浮脉类、数脉类、迟脉类与虚脉类等不同类别进行理解。散、革同属浮脉类，脉位较浅，轻取即得。但散脉常伴有脉律不齐之象，正如《濒湖脉学》所谓："散似杨花散漫飞，去来无定至难齐"，主要提示人体元气离散，脏腑精气衰败，病情危重；而革脉主要表现为脉管搏动范围较大，硬如鼓皮，重按则乏力，多见于半产、漏下病证。数、促、动三者属于数脉类，脉率在一息五至以上。数脉一息不足七至，脉律整齐，无歇止，多见于热证，也可见于里虚证；促脉脉来急促，节律不齐，有不规则的歇止，多见于阳盛实热、气血痰食停滞；动脉有数脉的特点，在关部搏动最为明显，如豆粒动摇，常见于疼痛、惊恐，即"动脉专司痛与惊"。结脉属于迟脉类，其主要表现脉来缓慢，且脉律不齐，时有歇止，止无定数，多提示阴盛气结、寒痰血瘀，亦可见于气血虚衰。细、虚、代三者同样应指无力，均可归属于虚脉类，提示体内气血亏虚。其中，细脉脉细如线，应指明显，尚可见于湿证；虚脉举按无力，应指松软；代脉还表现为脉来迟缓，时有中止，止有定数，提示脏气衰微。文中提及代为死脉，因代脉多见于心脏疾病，在当时的历史条件下患者出现代脉提示预后极差，而现在由于医疗水平的提高，患者出现代脉并非必死之脉，只能提示病情较重。

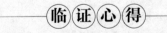

医者应当熟读脉学著作，在大量的临床实践中掌握各病脉的特征，同时还应在了解同类脉象共同表现特征的基础上，从脉象基本要素入手，仔细体会不同脉象之间的细微差别。除此以外，还当结合具体病因、病性、病位，与天、地、人三因互参，认真分析脉象的成因、机制。通过诊脉，窥测人体脏腑、经络、气血运行状态，为准确辨病识证提供客观依据。

分关前关后阴阳诗

掌后高骨号为关，傍骨关脉形宛然，

次第推排寸关尺，配合天地人三元，

关前为阳名寸口，尺脉为阴在关后，

阳弦头痛定无疑，阴弦腹痛何方走，

阳数即吐兼头痛，关微即泻肠中吼，

阳实应知面赤风，阴微盗汗劳兼有，

阳实大滑应舌强，关数脾热并口臭，

阳微浮弱定心寒，关滑食注脾家咎，

关前关后别阴阳，察得病源为国手。

点　评

诊脉布指，首先定关。以掌后高骨为体表标志，确定为关脉，关前为寸脉，属阳；关后为尺脉，属阴。用寸关尺三部脉象，揭示脉象表现和人体病证的密切关系，体现中医学整体观念。三部出现不同的脉象表现，具有相应的病证诊断意义。如寸脉数，可见呕吐兼有头痛；关脉微提示肝木克乘脾土，表现为腹泻、肠鸣。即使相同脉象，出现在不同部位，其所表达的病证信息也不尽相同。如弦脉，出现在寸部，提示头痛；若出现在尺部，则见腹痛。通过对关前关后阴阳属性的划分，能够对复杂的脉象诊断意义执简驭繁，具有较强的适用性。

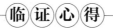
临证心得

《素问·阴阳应象大论》云："善诊者，察色按脉，先别阴阳……以治无过，以诊则不失矣。"阴阳，是对相互关联且又相互独立的事物或现象的根本属性的高度概括。将阴阳学说应用于中医诊病，通过对脉象阴阳属性的准确把握，能够为正确诊断、有效治疗病证提供方向性指导。

定息数诗

先贤切脉论太素，周行一身五十度，

昼则行阳自阴出，夜则行阴自阳入，

昼夜各行二十五，上合天度为常则，

血荣气卫定息数，一万三千五百息，

此是平人脉行度，太过不及皆非吉，

一息四至平无他，更加一至身安和，

三迟二败冷为甚，七数六极热生多，

八脱九死十归墓，十一十二魂已去，

一息一至元气败，两①息一至死非怪，

我今括取作长歌，嘱汝心通并意解。

回 点 评

　　通过诊察脉象，可以得知体内脏腑气血阴阳运行情况，对中医病证诊断提供重要参考。《灵枢·五十营》记载人体共有二十八脉，与周天二十八星宿相应；周身经脉总长达十六丈二尺。健康人一呼一吸，即一息之间，经气运行六寸。经过二百七十息，脉气即可循行周身一遭。一昼夜间，健康人是一万三千五百息。因此，脉气在昼夜间循行周身五十遭。脉动次数太快或太慢均为病理现象。一般情况下，健康人群脉搏一息在四或五至。一息仅二或三至者，主要提示寒邪侵袭；达六七至者，多为热邪所扰。一息过慢低于一至或过快高于八至者，提示脏气衰败，病情危重，预

---

　　① 两：万历本残，据《古今医统正脉全书》补。

后严重不良。

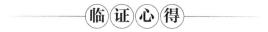

医者临证之时，以自身的呼吸频率作为参照，可以探明患者的脉动情况。因此，医生要宁心聚气，平稳呼吸，这样才能准确捕捉患者的脉象信息。同时，根据周天星宿的昼夜运行规律，阐释人体经脉气血的循行情况，也深刻体现了中医学"天人相应"的系统整体观念。

六极脉又名六绝脉，皆死脉

雀啄连来四五啄，屋漏半日一点落，
弹石来硬寻即散，搭指散满如解索，
鱼翔似有一似无，虾游静中忽一跃，
寄语医家仔细看，六脉见一休下药。

点 评

绝脉，指的是患者病情危重即将临终的脉象，又称"真脏脉""死脉"等。本节主要介绍中医六绝脉的脉象表现特点。雀啄脉主要表现为脉在筋肉之间，脉体搏动来止无定数，如同麻雀啄食状，主要提示脾气将绝。屋漏脉表现为脉搏极慢而无力，且间歇时间不匀，如屋漏滴水之状，多见于胃气将绝的患者。弹石脉脉位较沉，急促而坚硬，毫无柔和软缓之感，如指弹石，多见于肾气将绝之病证。解索脉主要表现为脉搏乍疏乍数，脉律不整，脉率时快时慢，脉力强弱不等，是肾气将绝的表现。鱼翔脉具体表现为脉在皮肤，似有似无，如鱼在水中游，是体内阳气衰竭之象。虾游脉表现为脉在皮肤，如虾游水，时而跳跃指下，急促躁动，此脉多为孤阳无依，躁动不安之候。概括起来，这些绝脉都具备了无胃、无神、无根的特点，临证见到这些绝脉，医家要谨慎对待，不可大意疏忽，贻误病情。

————————— 临(证)心(得) —————————

临床观察中发现[①]，晚期癌症患者和一些慢性衰竭患者，在逐渐衰竭死亡过程中，部分病危患者早期可出现典型的绝脉表现，如弹石、解索、雀啄、屋漏、鱼翔、虾游等。而在患者即将死亡时，上述绝脉表现也会发生变化，脉象向微细弱小无根转化，同时无神和无胃表现愈加明显。通过脉象把握人体脏腑经络气血运行的异常情况，据此可以推断疾病的预后和转归，以至于预测危重患者的生死，具有现代仪器不可比拟和替代的优势，值得引起我们重视。

辨男女左右手脉法图序

昔炎帝之拯民疾也，参天地，究人事，以立脉法。嗟乎！脉者，先天之神也，故其昼夜出入，莫不与天地等，夫神，寤[②]则出于心而见于眼，故脉昼行阳二十五度，寐则栖于肾而息于精，故脉夜行阴亦二十五度。其动静栖息，皆与天地、昼夜、四时相合。且以天道右旋而主乎生化，则男子先生右肾，右属阳，为三魂降，精气赤以镇丹田，故男子命脉在右手尺部；地道左旋主乎成物，则女子先生左肾，左属阴，为七魄降，真气黑以镇子宫，故女子命脉在左手尺部。

若男子病，右尺部命脉好，病虽危不死；若女子病，左尺部命脉好，病虽危亦不死。天之阳在南而阴在北，故男子寸脉盛而尺脉弱，阳在寸阴在尺也；地之阳在北而阴在南，故女子尺脉盛而寸脉弱，阳在尺阴在寸也。阳强阴弱，天之道也，非反也，反之者病，故男得女脉为不足，女得

———

① 宋鲁成，孙兆英. 绝脉临床探讨 [J]. 中国中医基础医学杂志，2011, 17（07）:770–771.
② 寤：睡醒。

男脉为太过。左得之病在左，右得之病在右。

男左女右者，地之定位也，非天也。盖人立形于地，故从地化。楚人尚右者，夷道也，地道也。故男子左脉强而右脉弱，女子则右脉强而左脉弱。天以阴为用，故人之左耳目明于右耳目，地以阳为使，故人之右手足强于左手足，阴阳互用也，非反也。

凡男子诊脉必先伸左手，女子诊脉必先伸右手。男子得阳气多，故左脉盛，女子得阴气多，故右脉盛，若反者，病脉也。男子以左尺为精腑，女子以右尺为血海，此天地之神化也，所以别男女、决死生者也。苟不知此，则男女莫辨，而生死瞢然^① 矣。于是列图于下，以诏^② 来者。李希范^③曰：近年以来，人心巇崄^④，习俗刁薄，有两^⑤ 手莹净男子，往往居帏帐之中，面目蒙蔽，伸手求诊，粗工受欺，遂致嗤笑。噫！昔诸葛公尝以巾帼妇人之服遗司马将军，天下耻之，况乎甘心卧帏帐作妇人以自欺耶？斯亦不足称也矣。

◎ 点 评

脉象的变化与天地、昼夜、四时相关，且男女有别。男子命脉在右手尺部，女子命脉则在左手尺部。如命脉尚好，则虽病但预后尚可。男子脉象寸盛尺弱，以左为强；女子脉象尺盛寸弱，以右为强。如有男得女脉，则为不足，女得男脉，为太过，并且"左得之病在左，右得之病在右"。本篇结合阴阳学说，对男女脉象的不同生理特点进行了描述，并强调了尺脉在判断疾病预后时的重要性，尺脉沉取尚可摸得，则为肾气未绝，尚有生机。其中的男女脉象特点可供参考，但不能将其绝对化，机械地生搬硬套。

---

① 瞢（měng 猛）然：糊里糊涂的样子。瞢同"瞢"，目不明。

② 诏：告诉，告诫。

③ 李希范：名駉，字子野，号晞范子，南宋医家，临川（今江西抚州）人，撰有《难经句解》《脉诀集解》《脉髓》等，今存《难经句解》。

④ 巇崄（xī xiǎn 息显）：形容艰险、险恶。巇，险恶，险峻。崄，同"险"。

⑤ 两：万历本作"五"，据《古今医统正脉全书》改为"两"。

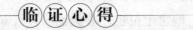

临证心得

　　临床诊脉时，要注意脉象和人体内外环境的关系非常密切，不但受年龄、性别、形体、生活起居和精神情志的影响，而且在机体适应环境而做出调节的过程中，还可能出现各种生理性变化。如季节气候的变化影响，正常人可表现出与时令气候相应的春弦、夏洪、秋毛、冬石的四季脉象。此外，由于性别的差异，体质有所不同，而脉象亦随之各异。一般来说，女性的脉势较男性的脉势弱，且至数稍快，脉形较细小。总之，临床诊脉要结合年龄、性别等不同因素，分别从有胃、有神、有根三方面判断其是否是正常脉象。

傍通五脏法

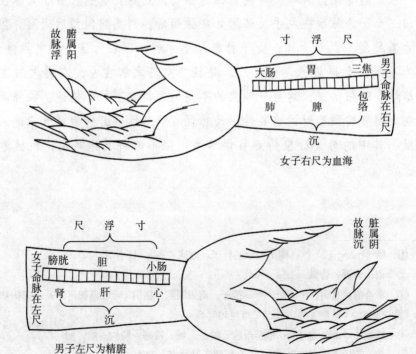

女子右尺为血海

男子左尺为精腑

肝胆：肝为脏，胆为腑，象木，王①春，绝秋，色青，性②暄③仁，音角，味酸，臭膻，候眼，养筋，液泣，声呼，气嘘，不足悲，有余怒，平脉弦，贼脉涩，死庚辛日。

心小肠：心为脏，小肠为腑，象火，王夏，绝冬，色赤，性暑礼，音徵，味苦，臭焦，候舌，养血，液汗，声笑，气呼，不足忧，有余笑不止，平脉洪，贼脉沉，死壬癸日。

脾胃：脾为脏，胃为腑，象土，王长夏、四季，绝春，色黄，性兼静④信⑤，音宫，味甘，臭香，候唇，养肉，液涎⑥，声歌，气呵，不足利，少气，有余胀溢，平脉缓，贼脉弦，死甲乙日。

肺大肠：肺为脏，大肠为腑，象金⑦，王秋，绝夏，色白，性凉义，音商，味辛，臭腥，候鼻，养皮毛，液涕，声哭，气咽，不足息，有余喘嗽，平脉浮短，贼脉洪，死丙丁日。

肾膀胱：肾为脏，膀胱为腑，象水，王冬，绝长夏、四季，色黑，性凛、智，音羽，味咸，臭腐，候耳，养骨，液唾，声呻，气吹欠，不足厥，有余肠泄，平脉沉，贼脉缓，死戊己日。

🔲 点 评

　　傍通五脏，即五脏与天地、阴阳、四时等相参互通，如脏腑相合、脏腑与四季相应等，是五行学说的具体运用。五行学说具体内容可参见《黄帝内经》中广泛联系的天之五时、五星、五气，地之五方、五化、五味、五臭、五谷、五色、五畜、五果、五菜，人之五官、五体、五华、五充、五神、五声、五音、五液、五志等，是以五脏为核心，用五行学说对相关事物进行的归纳。本篇从脏、腑、象、王、绝、色、性、音、味、臭、候、养、液、声、气、不足、有余、平脉、贼脉、死等方面，论述人体的

---

① 王：通"旺"。

② 性：季节气候之性和人伦之性。

③ 暄：温暖。

④ 兼静：体静而兼寒热温凉之气，统生长收藏之化。

⑤ 信：万历本作"言"，据《古今医统正脉全书》改为"信"。

⑥ 涎：万历本作"延"，据《古今医统正脉全书》改为"涎"。

⑦ 金：万历本作"春"，据《古今医统正脉全书》改为"金"。

五脏六腑、人体与天地、五脏的平脉和病脉之间的相关性，为整体上认识人体的生理病理特点提供依据。

	肝胆	心小肠	脾胃	肺大肠	肾膀胱
脏	肝	心	脾	肺	肾
腑	胆	小肠	胃	大肠	膀胱
象	木	火	土	金	水
王	春	夏	长夏、四季	秋	冬
绝	秋	冬	春	夏	长夏、四季
色	青	赤	黄	白	黑
性	暄/仁	暑/礼	兼静/信	凉/义	凛/智
音	角	徵	宫	商	羽
味	酸	苦	甘	辛	咸
臭	膻	焦	香	腥	腐
候	眼	舌	唇	鼻	耳
养	筋	血	肉	皮毛	骨
液	泣	汗	涎	涕	唾
声	呼	笑	歌	哭	呻
气	嘘	呼	呵	咽	吹欠
不足	悲	忧	利，少气	息	厥
有余	怒	笑不止	胀溢	喘嗽	肠泄
平脉	弦	洪	缓	浮短	沉
贼脉	涩	沉	弦	洪	缓
死	庚辛日	壬癸日	甲乙日	丙丁日	戊己日

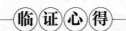

临证心得

　　中医认识健康疾病是将人放在天地之间，讲求天、地、人合一。藏象学说建立了以五脏为中心的整体观，五行学说又把机体各部分联结在一起，并体现了五脏之间相互联系、相互制约的关系，说明了人体内部、人体与自然界相互联系的统一性。临床上可以运用五行学说诊断疾病。正如《难经·六十一难》中所说："望而知之者，望见其五色，以知其病。闻而知之者，闻其五音，以别其病。问而知之者，问其所欲五味，以知其病所起所在也。切脉而知之者，诊其寸口，视其虚实，以知其病，病在何脏腑也。"

心经脉图

心属火，故脉洪。

数主心经热，头痛，夜狂
言，舌强；与肾同弦，小
肠气痛；紧数主中风之证

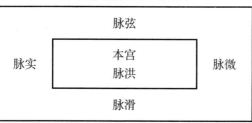

主烦闷，气急；
有止代，壬癸
日死矣

脉实

本宫
脉洪

脉弦

脉滑

脉微

主心嘈，断生风月，
泻心补肾；与肝同
微，左手不举

主呕吐，沉缓主胸膈，怒
气，痛，可利大便

肝经脉图

肝属木，故脉弦。

浮数，眼上生翳；沉数，
眼赤痛，亦主瘫疬风病

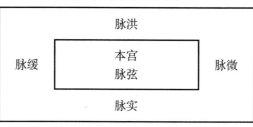

饮食拒，刺
酸，腹痛

脉缓

本宫
脉弦

脉洪

脉实

脉微

主血气败，眼下泪，
生障，刺酸；微甚，
筋挛；弦风心同，
故失血；如脉沉洪，
主下痢；与肾同微，
手足厥冷

主刺酸；数主翻胃，窍
热，眼赤，盗汗；止代，
庚申辛酉日时死

脾经过宫脉图

脾属土，故脉缓，一作濡。

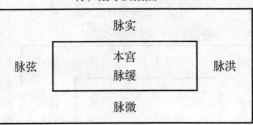

实数主胃热，口臭，
脾困拒心，刺酸翻
胃，潮寒及潮热

主脾寒，好睡；
浮，腹胀；沉，
有积，腹痛；
止代死，在甲
寅乙卯日时死

脉弦

本宫
脉缓

脉实

脉微

脉洪

女人得，水积储；平
和，主有孕；又主倦
怠，潮热，脾困

胃气不生，饮食
不思，气胀不消

肺经过宫脉图

肺属金，故脉涩。

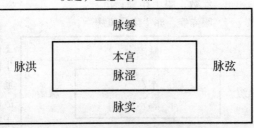

主虚邪，鼻塞；浮迟，吐[①]；
沉迟，主怒气，痛

主劳倦，潮热；
大数，中风，鼻
塞；浮洪沉滑，
主吐泻；止代，
丙丁日时死

脉洪

本宫
脉涩

脉缓

脉实

脉弦

浮数主头痛，
气喘急

主潮热潮寒，冷嗽痰涎，
劳倦，胸膈痛；浮数，秘
结；浮迟，泻实下痢；与
肝同肾数，或有肠痈

---

① 吐：万历本和《古今医统正脉全书》为"上"。据明抄本应为"吐"。

肾经过宫脉图

肾属水，故脉实。

洪主和，男孕；数而洪，赤
白浊，耳鸣，血脉不调；沉
洪，腰痛；浮洪，吐血，虚

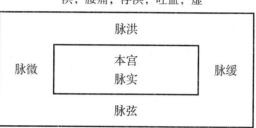

主血脉不调，血
带，阴汗、湿，
遗精不禁，气不
升降，脚冷痛，
小便多；与脾同
微，败血不止

主腹痛，血浊；沉
缓，吐，头痛；止
代，戊巳日时死

主小便赤，小腹痛，头疼；浮
数，腹胀；数，患热淋；与肝
同弦，劳浊带下；弦长，为梦泄

包络过宫脉图

包络属相火，故脉实。

浮缓，小便多，
数主渴；沉缓，
腰痛，带下，
数主渴

赤浊带下；弦再数，
赤淋，小便不通

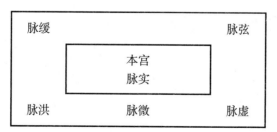

数主渴，虚汗　　　　小便多，冷气，生痛　　　　转筋，白浊下

🔲 点 评

　　此节综合"手式寸尺内外图说""右五脏所属寸尺部位"等内容，结合五脏的五行配属、生理脉象、病理脉象分类及主病特点，分为心经脉图、肝经脉图、脾经过宫脉图、肺经过宫脉图、肾经过宫脉图、包络过宫脉图等。通过左、右手及寸、关、尺部位的脉象不同及常见病理脉象、主病特点，可以常衡变，辅助诊断和推测临床预后。文中各图样式均为本宫脉象居于中间，常见病理脉象及主病特点分列四方，图形简单明了，格式统一，使人一目了然。在描述病理脉象的主病特点时，部分内容论及部位、脉象兼夹的主病特点，如"心经脉图"中"脉弦"，如兼数，主心经热，头痛，夜狂言，舌强；与肾同弦，小肠气痛；兼紧数，主中风之证。

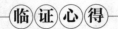

　　现代临床诊脉常以左手寸、关、尺分属心、肝、肾，右手寸、关、尺分属肺、脾、肾，同时讲求脉象变化与五脏六腑本质属性、气候变化、地理位置、男女性别、年龄大小等方面的辨证统一，如心属火，故脉洪，本宫脉洪，以及脉象四季变化的春弦、夏洪、秋毛、冬石等。中医无论是诊断还是治疗疾病，无处不体现着整体观念的特色，始终将人看成一个有机整体，与天地万物、自然环境、社会环境等密切联系。此外，临床上，多数患者的病因不明、病情复杂、病证兼夹，这些都将给医生诊断、治疗疾病带来困扰，如果通过切脉结合望诊、闻诊、问诊等手段，可以更进一步地提高诊断疾病的准确性，为治疗疾病、预后康复提供更多的方式方法。

论五脏沉迟数应病诗

左手心部

浮数沉迟热瞢腾^①，浮迟腹冷胃虚真，

沉数狂言并舌强，沉迟气短力难成。生气不相接续。

肝部

浮数患风筋即抽，浮迟冷眼泪难收，

沉数疾生常怒气，沉迟不睡损双眸。

肾部

浮数劳热小便赤，浮迟听重浊来侵，

沉数腰疼生赤浊，沉迟白浊耳虚鸣。

右手肺部

浮数中风兼热秘，浮迟冷气泻难禁，

沉数风痰并气喘，沉迟气弱冷涎停。

脾部

浮数龈宣并盗汗，浮迟胃冷气虚膨，

沉数热多并口臭，沉迟腹满胀坚生。

包络部

浮数精泄三焦热，浮迟冷气浊难任，

沉数渴来小便数，沉迟虚冷小便频。

🔲 **点 评**

　　本诗主要是浮数、浮迟、沉数、沉迟脉出现在左右手三部中的临床意义。本篇中脉分三部寸、关、尺，所候脏腑为左寸心小肠，左关肝胆，左

---

① 瞢（méng 萌）腾：形容神志不清。

尺肾膀胱；右寸肺大肠，右关脾胃，右尺三焦包络。虽题为"论五脏沉迟数应病诗"，但明代龚廷贤撰著《寿世保元》中"论五脏见四脉应病诗"与本诗内容基本一致。浮、沉、迟、数作为基本脉象，往往代表着疾病的表、里、寒、热，即基本病位、病性，而浮数、浮迟、沉数、沉迟则表示表热、表寒、里热、里寒等基本病证。因此，通过左右手不同部位脉象的浮、沉、迟、数变化，可以了解到相应脏腑的一些基本病理变化，为辨证诊断提供一定的依据。

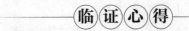

《素问·阴阳应象大论》中云："善诊者，察色按脉，先别阴阳。"诊脉者，可以通过浮沉判表里，迟数辨寒热。现在临床上寸口分候脏腑多根据《黄帝内经》中"上竟上"和"下竟下"的原则，左寸、关、尺分属心、肝胆、肾，在右分属肺、脾胃、肾，若某部脉象发生特异变化，则应考虑其相应脏腑发生病变的可能。临床上，患者的脉象经常是两种或两种以上相兼出现，即称为"相兼脉"或"复合脉"。浮、沉、迟、数反映的只是脉位和脉次的情况，而脉长、脉宽、脉力、脉律、脉的流利度和紧张度也需要在诊脉时仔细探察。如数脉，必究其是有力还是无力，是浮数还是沉数，是洪数还是细数等。相兼脉象的主病，往往是各种单因素脉象主病的综合。同时，由于疾病是一个复杂的过程，可以由多种致病因素相兼致病，邪正斗争的形势也会不断发生变化，疾病的性质和病位亦可随之而变。在诊脉过程中，还应该前后参照对比，把握病情发展的趋势。

诊脉截法断病歌

左右手脉
心脉迢迢恰似弦，头痛心热数狂癫，

男子腾空女惊^①跌，肾弦气痛小肠连。

心脉频频来得实，其人烦闷气喘疾，

若还止绝更加临，壬癸死之是端的。

心脉微微嘈似饥，泻心补肾却相宜，

若共肝微能左瘫^②，医人调理不须疑。

心脉迟迟主呕吐，沉加怒气痛牵连，

斯人偃息^③虽无事，医者能调便与宣。

肝实眼翳能生疗，腹痛尤加脚手酸，

更被醯^④酸来刺也，调和补药便能安。

肝微内障甚筋挛，失血吞酸头更旋，

洪在大肠能酒^⑤利，肾微脚冷定相连。

肝经带缓气须疼，食拒心头主刺酸，

止代庚申辛酉死，医人调理定难安。

肝脉浮洪偏眼赤，刺酸盗汗定相随，

数脉忽然潮热至，断然翻胃更无疑。

肾微经脉不调匀，脚疼卫气不能升，

带下肝阴精不禁，肝微血败小便频。

肾缓腰疼尤腹痛，小便白浊色如霜，

止代若迟时戊己，其人必定命倾亡。

肾洪白浊^⑥耳蝉鸣，脚热尤加血不匀，

虚热瘄^⑦生虚又尰^⑧，沉腰浮主血虚人。

---

① 惊：《古今医统大全》作"腾"。

② 左瘫：病证名。指半身不遂之证，在左侧者称左瘫。见《太平惠民和剂局方》卷一。属中风的范围。

③ 偃（yǎn 掩）息：休养、歇息。偃，停止。

④ 醯（xī 西）：醋。

⑤ 酒：《古今医统大全》作"泄"。酒利，病名。亦作酒痢，指酒毒蓄积肠胃所致的痢疾。见《三因极一病证方论》卷九。

⑥ 白浊：病证名。指小便浑浊色白。见《诸病源候论·虚劳小便白浊候》："胞冷肾损，故小便白而浊也。"

⑦ 瘄（cù 促）：疹子。

⑧ 尰（zhǒng 肿）：足肿病。

肾脉琴弦赤小便，头旋腹痛数兼淋，

血气又来浮腹胀，肝微白浊带相并。

右手

肺缓虚邪鼻塞时，失声飒飒[①] 好猜疑，

缓脉浮迟能吐泻，沉迟怒气痛难支。

肺洪劳倦兼痰热，潮热尤兼吐泻来，

大数中风兼鼻塞，丙丁止代已焉哉。

肺脉弦来元主嗽，平时气急喘呼呼，

头痛更加身发热，十分重病也能苏。

肺实冷嗽胸中痛，倦劳寒热不曾停，

浮数大肠能秘结，浮迟冷痢更来侵。

脾脉浮洪水积储，睡魔甜鬼每相如，

倦怠更加潮热至，其人脾困药能除。

脾脉迟弦主冷凝，朝朝贪睡不曾停，

浮在脉中应腹胀，沉弦有积腹中疼。

脾实口臭胃经热，脾困寒热又相侵，

胃翻酸水频频吐，才吃些儿便逼心。

脾脉微微胃不生，终朝饮食恶[②] 人心，

微涩脉来因腹胀，甲寅止代定归真。

命门弦主渴来侵，浊带加之更患淋，

实脉转筋兼带浊，脉洪虚汗渴将临。

命门微细小便频，缓脉膀胱冷气侵，

沉缓腰疼浮缓渴，更兼迟缓小便生。

🔲 点 评

　　本章节根据左、右手寸、关、尺不同部位所应脏腑，详细罗列了各种脉象的表现特征与诊断意义；同时，也结合时间因素，对疾病的发展、转归与预后做出初步预测。左手寸、关、尺三部，分别反映心、肝、肾三脏的功能

---

① 飒飒：象声词。

② 恶：《古今医统大全》作"拒"。

状态，右手寸、关、尺三部，则反映肺、脾、命门的内在功能。左手寸部，主要描述弦、数、实、微、迟、沉六种脉象；关部记载实、微、洪、缓、浮、数六种脉象；尺部则描述微、缓、代、洪、沉、弦、浮七种脉象。而右手寸部罗列缓、浮迟、沉迟、洪、大、数、弦、实、浮数九种脉象；关部描述浮、洪、迟、弦、沉弦、微、微涩七种脉象；尺部记载弦、实、洪、微细、缓、沉缓、迟缓七种脉象。如左手寸部，主要反映心的生理功能正常与否。该部位诊得弦脉，可见头痛、烦热症状；若是数脉，主要提示心藏神功能失常，可表现为癫或者狂；诊得实脉，提示患者气机不畅，主要表现为心中烦闷，呼吸不畅，如果兼有绝脉表现，提示预后不佳；如果患者表现为胃脘嘈杂不适，寸部又见微脉，提示医家应该以泻心补肾治法对治，此时如果关部脉象微细无力，则提示患者容易发生左瘫病变，应该提前加以防治；诊得迟脉，患者主要表现为呕吐，如果兼有沉脉，患者大怒，发为气滞作痛。通过分析两手不同部位的脉象表现，左右互参、三部同察，有助于对病证本质属性做出准确诊断，指导临床治疗。

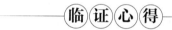

临证心得

寸口脉的脏腑分部在临床应用中有实际意义，某部的脉象异常往往提示相应脏腑出现病理变化。在诊病过程中，还需四诊合参，结合其症状变化，具体分析其病因病机。如上篇所言，某部出现某一脉象的同时，结合患者的一些特有症状，可以提示某些特定病机。同时，通过诊察两手三部不同脉象，可以根据脉象变化，对疾病的发展、演变与预后做出预判，从而提前治疗，及时截断、扭转疾病发展趋势，有助于降低疾病危害，促进病愈。

诊暴病歌

两动一止或三四,三动一止六七死。
四动一止即八朝,以此推排但依次。

池氏[①]曰：暴病者，喜怒惊恐，其气暴逆，致风寒暑湿所侵，病生卒暴，损动胃气而绝，即死不过日也。脉两动而一止，乃胃气相绝，犹三四日方死。三动一止，而胃气将尽，犹将六七日谷气绝尽方死。后仿此，至若十五动而一止，乃死期在于一年也。

点 评

常人之脉，三部皆有，不浮不沉，不快不慢，一息四五至，不大不小，从容和缓，节律一致。虽随生理活动、气候、季节和环境等不同而有相应变化，但是总体可概括称为"有胃""有神""有根"。然七情引发暴病，再加外感六淫侵袭，所致脉律改变，或两动一止，或三动一止，由此提示胃气随之耗绝，或三四日死，或六七日绝，以此类推。因此，临床上见到促脉、结脉、代脉等脉搏节律改变，提示病情较重。

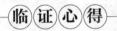

临床心悸、胸痹、眩晕等病多见心动止歇的情况，类属于西医的心律不齐、心肌梗死、冠心病等疾病，临床上这些疾病急性发作时，符合暴病的概念，就是突然发作且来势凶猛的疾病。现在临床针对这种急危重症的抢救治疗，绝大多数采用西医的治疗方法，运用高科技的医护监控设备以及急救药品；中医在此方面相对处于弱势，临床上多用于辅助治疗，且往往应用于术后或者疾病缓解期。但是对于这些疾病，通过诊脉能及时反馈病变的信息，可以判断病情的轻重缓急，推测预后的凶吉，观察疗效的好坏。

---

① 池氏：其人不详。